9 meses com Deus

ÉLINE LANDON

9 meses com Deus

Crescendo em fé durante a gravidez

PREFÁCIO
Samia Marsili

petra

Título original: *Préparation à la naissance: 9 mois avec Dieu*
Copyright © Artège Éditions, Perpignan, junho de 2013

Av. Rio Branco, 115   Salas 1201 a 1205
Centro   20040-004

Dados Internacionais de Catalogação na Publicação (CIP)

C543 n Landon, Éline
    9 meses com Deus: crescendo em fé durante a gravidez/ Éline Landon; traduzido por Diogo Chiuso; apresentação por Samia Marsili. - 1. ed - Rio de Janeiro: Petra, 2024.
    160 p.; 13,5 x 20,8 cm

    Título original: *Préparation à la naissance: 9 mois avec Dieu*

    ISBN: 978 85 8278 203 3

    1. Virtudes e valores. I. Chiuso, Diogo. II. Título.

CDD: 179.9
CDU: 173

Conheça outros livros da editora:

André Felipe de Moraes Queiroz – Bibliotecário – CRB-4/2242

Sumário

09	Apresentação
13	Prefácio
17	Antes da concepção | *O desejo de ter um filho*
29	*A concepção de um filho*
39	1º mês | *A Anunciação*
51	2º mês | *Criação de Deus*
63	3º mês | *Tu és valiosa aos meus olhos*
71	4º mês | *Crianças e Jesus*
79	5º mês | *A Visitação*
91	6º mês | *A revelação do nome*
101	7º mês | *Acalmando a tempestade*

111	8º mês	*A Natividade*
121	9º mês	*Acolhendo a criança*
133	*A apresentação de Jesus no templo*
143	Proclamar a fé	*O papel da mulher e da mãe*
153	*A palavra final*

A Philéas, que primeiro me deu a oportunidade de ser mãe.

A Théophane, que fez crescer meu coração.

A Émonah, que abriu em mim um caminho de paz e permitiu o florescimento destas meditações através de sua presença em meu peito.

Apresentação

SAMIA MARSILI

Estou longe de ser uma mãe de primeira viagem. No entanto, sempre que descubro uma nova gravidez, é como se me maravilhasse de novo, como se algo me fosse revelado pela primeira vez. Em cada criança que vem ao mundo, pareço ouvir de Deus aquilo que se lê no *Apocalipse*: "Eis que faço novas todas as coisas."

Toda nova vida é um novo milagre. Mães, jamais se esqueçam disso: Deus confia esses milagres a nós para que possamos experimentar, com Ele, a mesma alegria da Criação. Como é bom esse Deus! E como são preciosas essas vidas que Ele nos dá, apesar de nossa pequenez, de nossos defeitos. Não é isso o que Deus olha: antes, nosso Pai olha a família como um caminho privilegiado para que as almas cheguem ao céu e possam viver ao lado d'Ele. É o que nos pede: que ajudemos esses presentes divinos, esses filhos, a chegarem ao céu e, nisto, acabemos por nos santificar também.

Essa é a verdadeira grandeza da maternidade. Não se trata das fotos que mostraremos ao mundo, das conquistas intelectuais de nossos filhos, das vitórias que obteremos como mães; isso é importante, é gostoso, mas é pouco perto da eternidade. Muito pouco.

Essa grande jornada da vida interior que é a maternidade deve, porém, começar o quanto antes. Devemos nos acostumar a tratar a Deus como o pai que é – e com a intimidade que merece. Devemos desde já compartilhar com Ele nossas preocupações de mãe, nossos desejos em relação aos filhos, nossas questões conjugais... Não porque Ele não os conheça, mas porque sabe que esse diálogo constante há de abrir nossos corações para todas as graças que Ele deseja nos dar.

Eis por que este livro é tão importante. Ajuda-nos, afinal, no que deve ser o cerne da nossa vida, a condição a partir da qual todas as outras coisas devem decorrer: no nosso trato constante com Deus. E o faz num momento muito oportuno, isto é, precisamente neste momento de transformação interior que a preparação para o nascimento de um filho é. Estas páginas são, no fundo, um convite diário a que nos preparemos junto com Deus para a maior missão de nossas vidas.

Mães queridas, uma casa construída sobre a rocha não vem abaixo com a chuva, com o vento, com nada.

Deus é essa rocha.

Edifiquemos nossa maternidade sobre ela.

Prefácio

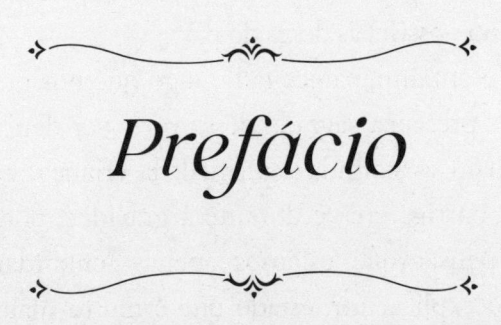

  Quando estava grávida do meu primeiro filho, fiquei muito surpresa com todos os preparativos disponíveis para o parto. São poucas as mulheres que buscam informações e não conseguem encontrar exatamente aquilo que querem. Além dos preparativos clássicos na maternidade ou com parteiras particulares, podemos escolher entre haptonomia, ioga pré-natal, sofrologia, preparativos para parto na piscina, método "Bonapace", baseado na acupressão e na presença ativa do pai, e tantos outros ainda desconhecidos do público geral. Tamanha abundância de opções de formas de se preparar para o grande momento que é o nascimento de um bebê permite a cada casal encontrar o que procura, esperando assim estar totalmente pronto para ajudar a sua criança a nascer, e a mãe a enfrentar da melhor maneira possível as dores do parto.

No entanto, parece faltar algo que nos prepare para a presença sagrada desse novo ser dentro de nós, para a acolhida espiritual da criança. Como nossa barriga cresce durante a gravidez, poderíamos pensar que estamos apenas "engordando". Como explicar um estado que é muito maior do que isso e nos abala por completo?

Quando acolhemos a vida em nós, participamos da obra de criação desejada por Deus. O surgimento de um novo ser é um mistério sagrado. E me parece essencial uma preparação para isso através da meditação nos textos bíblicos e também da oração.

Enquanto estava grávida do meu terceiro filho, tive a ideia de fazer uma coleção de textos e orações. Fui juntando aos poucos e hoje apresento a você um compilado dessas preces e de diferentes passagens bíblicas para meditar sobre a concepção de um filho, a presença dele em nosso corpo durante nove meses e a sua chegada entre nós.

Em cada capítulo, você encontrará um tema específico relacionado ao assunto, contendo: um texto bíblico, um comentário meditativo sobre esse texto, uma sugestão para continuar a reflexão e uma oração.

Este livro pode ser lido mês a mês durante a gravidez. Não é preciso ler de uma só vez. A sugestão é reservar um tempo para vivenciar cada momento deste mistério.

Podemos marcar na agenda um momento sem interrupções para ler e fazer as orações. A meditação sugerida pode continuar ao longo do mês com passagens adicionais que tratem do mesmo assunto, antes de passar para o próximo tema. O ambiente de oração também é importante. Podemos nos sentar em um lugar tranquilo e agradável, acender uma vela, colocar-nos na presença do Senhor com uma simples oração como a do Salmo 39: "Aqui estou, Senhor, para fazer a Tua vontade."

O que proponho aqui são pontos de partida. Não hesite em se deixar conduzir pelo Espírito Santo, para que a sua própria oração possa surgir.

Este trabalho é mais destinado à mulher que carrega em si a criança que virá ao mundo. No entanto, que o homem não se sinta excluído. É fundamental que haja partilha na vida do casal, e estas meditações podem servir de base para boas conversas entre os cônjuges.

O pai que tiver interesse encontrará material para alimentar suas reflexões e orações sobre a chegada de seu filho. Além disso, há uma oração dedicada aos pais no capítulo "O acolhimento da criança".

Dar à luz um filho nos faz entrar numa realidade bem particular. Ao nos tornarmos mães, juntamo-nos a toda uma linhagem de mulheres, com todas as suas dores e alegrias. A nossa própria história, a relação com a nossa mãe, tem a ver profundamente com o nosso estado durante a gravidez, período em que a sensibilidade está no grau máximo, pois estamos mais receptivas, mais abertas às emoções que passam por nós. Portanto, vamos assumir o nosso lugar nessa nova realidade. E vamos nos dar tempo para nos preparar para ela.

Rezemos ao Senhor, mês a mês, para que Ele nos prepare para acolher a vida que virá ou que já está presente em nós.

— ANTES DA CONCEPÇÃO —

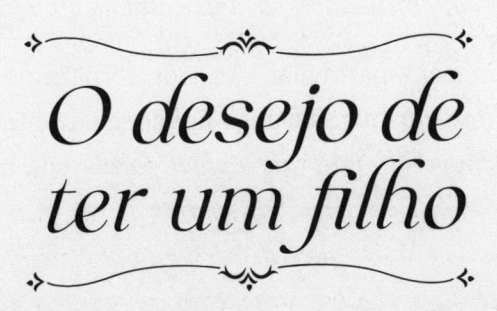

O desejo de ter um filho

I SAMUEL 1,7-18

7. Isso se repetia cada ano quando ela subia à casa do Senhor; Fenena continuava provocando-a. Então, Ana punha-se a chorar e não comia.

8. Seu marido dizia-lhe: "Ana, por que choras? Por que não comes? Por que estás triste? Não valho eu para ti como dez filhos?"

9. Desta vez, Ana levantou-se, depois de ter comido e bebido em Silo. Ora, o sacerdote

Heli estava sentado numa cadeira à entrada do Templo do Senhor.

10. *Ana, profundamente amargurada, orou ao Senhor e chorou copiosamente.*

11. *E fez um voto, dizendo: "Senhor dos exércitos, se Vos dignardes a olhar para a aflição de Vossa serva e Vos lembrardes de mim; se não Vos esquecerdes de Vossa serva e lhe derdes um filho varão, eu o consagrarei ao Senhor durante todos os dias de sua vida e a navalha não passará pela sua cabeça."*

12. *Prolongando ela sua oração diante do Senhor, Heli observava o movimento dos seus lábios.*

13. *Ana, porém, falava no seu coração e apenas se moviam os seus lábios, sem se lhe ouvir a voz.*

14. *Heli, julgando-a ébria, falou-lhe: "Até quando estarás tu embriagada? Vai-te e deixa passar a tua bebedeira."*

15. *"Não é assim, meu Senhor", respondeu ela, "eu sou uma mulher aflita: não bebi nem vinho, nem álcool, mas derramo a minha alma na presença do Senhor.*

16. *"Não tomes a tua escrava por uma pessoa frívola, porque é a grandeza de minha dor e de minha aflição que me fez falar até agora."*

17. *Heli respondeu: "Vai em paz e o Deus de Israel te conceda o que lhe pedes."*

18. *"Encontre a tua serva graça aos teus olhos", ajuntou ela. A mulher se foi, comeu e o seu rosto não era mais o mesmo.*

Na Bíblia, Ana é uma das mulheres conhecidas por não ter sido capaz de gerar filhos até a velhice. Todos os anos ela ia implorar ao Senhor no santuário. Vivia corroída pelo desejo insatisfeito de ser mãe e pela vergonha por ser incapaz. Vivia "aflita", "profundamente amargurada". "Chorava copiosamente", estava "infeliz". Podemos olhar para o desespero de Ana e para o desamparo do marido ao responder: "Não valho eu para ti como dez filhos?" Ele também gostaria de alegrá-la, mas é impossível. O que ela deseja é algo além do vínculo conjugal, que já não é suficiente para realizá-la. Esperar um filho é algo que envolve o casal. Esse desejo vive nos dois, mesmo que a gente não saiba expressar da mesma forma e ao mesmo tempo. Ver a tristeza de Ana também angustiava o marido, que estava disposto a tudo para fazê-la feliz.

Nem todos passamos por essa tristeza profunda, mas há um ensinamento na desesperança e na oração de Ana, que pode nos servir em muitas outras situações. O chamado à maternidade, às vezes, é tão forte dentro de nós que não temos dificuldade para imaginar o que ela estava sentindo. E, quando a criança demora a chegar, não é difícil ficar como ela, suplicando ao Senhor para intervir em nosso favor. Na verdade, jamais devemos negligenciar a oração de intercessão, pois ela pode se revelar muito poderosa.

Vejamos a determinação de Ana, que não permanece presa à sua dor. Ela se levanta. Ela faz esse ato de vontade e abre o coração diante de seu Deus. O texto nos diz que ela "orou ao Senhor e chorou copiosamente", e ainda: "prolongou a oração diante do Senhor", e depois: ela "falava em seu coração". Essa ênfase na oração demonstra que orar não é uma mera opção, mas algo que é muito importante, que é essencial. A oração sustenta a sua espera: é cheia de esperança! Após sua súplica, lemos que "seu rosto não era mais o mesmo". Ana encontrou a paz. Ela sai, concorda em comer e voltar à vida. Ela ainda não sabe que vai engravidar, porém já não sente mais a tristeza de antes. A oração, o diálogo com Eli, de início agitado e depois cheio de compaixão, modificou o seu coração, e ela pôde voltar serenamente aos seus entes queridos. Seu rosto mudou, embora as circunstâncias aparentem ser as mesmas. Assim, Ana nos ensina a rezar e a não desprezar os impulsos do nosso coração. Mesmo quando a fertilidade do casal não é posta à prova, devemos saber escutar dentro de nós esse desejo de um filho e confiá-lo a Deus na oração. Devemos rezar mesmo antes da concepção dos nossos filhos. Como Ana, devemos permanecer na confiança e na entrega, colocando tudo nas mãos de Deus.

A oração de Ana expressa tudo o que ela vive interiormente. Ela está aqui para "derramar o seu coração diante do Senhor" e "falou no seu coração", tanto que Eli, o sumo sacerdote, acreditou que ela estivesse bêbada. Ela mesma disse: "Foi o excesso da minha tristeza e da minha irritação que me fez orar por tanto tempo."

Deixemos que, através da oração, o nosso coração também transborde diante do Senhor. Não hesitemos em confiar-lhe as nossas tristezas, as nossas alegrias, os nossos medos, a nossa esperança e, às vezes, até mesmo a nossa raiva. Ana não se preocupa com "o que as pessoas irão dizer". Ela não olha ao redor para ver se alguém está observando. Ela simplesmente deixa o seu coração falar. Então, se as lágrimas nos dominarem, deixe-as fluir sem vergonha alguma. Deus não é um Deus distante: Ele sempre quer estar perto de nós. Podemos sempre confiar n'Ele, plenamente, através da oração do coração. Essa oração que flui, que transborda, expressa o que realmente somos, expressa o que está no fundo de cada um de nós. Isso nos permite colocar as coisas de volta em seu devido lugar. O filho que nos será confiado é um presente e não uma dívida. Ana assegura esta passagem dizendo: "Se não Vos esquecerdes de Vossa serva e lhe derdes um filho varão, eu o consagrarei ao Senhor durante todos os dias de sua vida." O filho não é mais apenas o seu filho, mas torna-se filho do Senhor. Quando Eli entende o que Ana está fazendo, ele a abençoa e diz: "Vai em paz e o Deus de Israel te conceda o que Lhe pedes." Também podemos ouvir este "vai em paz". Então, nosso coração é levado a acalmar toda a agitação. Podemos ver com clareza como a atitude de Ana muda. Percebemos a tempestade que revira todo o seu ser e que acaba por se acalmar, para levá-la, aos poucos, a uma grande paz.

Assim, vamos caminhar na paz e com confiança no projeto que Deus tem para nós. Saibamos expressar nossos pedidos com a certeza de que Ele nos dá sempre mais do que nossas expectativas.

Este versículo pode nos acompanhar durante a espera: "Põe tuas delícias no Senhor, e os desejos do teu coração Ele atenderá. Confia ao Senhor a tua sorte, espera n'Ele, e Ele agirá" (Sl 36,4-5).

⇢ PARA IR ALÉM ⇠

Durante este mês, podemos meditar também na história de Isabel, mãe de João Batista, que em muitos aspectos se assemelha a Ana (Lc 1,5-25). Ou na de Abraão e Sara (Gn 18,1-19), quando o anjo vem anunciar que ela terá um filho na velhice. Podemos meditar sobre a incredulidade de Sara e sobre o cumprimento da promessa de Deus por meio desse casal, além das possibilidades humanas. Vamos observar o desejo presente no coração dessas duas mulheres.

Sim, Senhor, Tu ouves os desejos do meu coração. Conheces esse desejo, que é meu e também do meu marido, de poder receber um filho, acolhê-lo em mim. Que eu possa receber essa graça! Confio a Ti todas as minhas alegrias, as minhas tristezas, as minhas esperanças, assim como Ana, que não teve medo de se apresentar em estado de desespero no santuário de Siloé, tendo a certeza de que Tu atendeste a oração que ela expressou do fundo da alma. Dá-me, Senhor, a esperança na espera e me ajude a chegar até Ti, com total confiança, através da oração. Amém.

A concepção de um filho

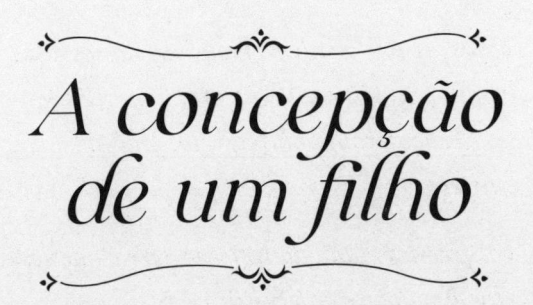

TOBIAS 8,4-10

4. Então, Tobias encorajou a jovem com estas palavras: "Levanta-te, Sara, e roguemos a Deus, hoje, amanhã e depois de amanhã. Estaremos unidos a Deus durante essas três noites. Depois da terceira noite, consumaremos nossa união;

5. "porque somos filhos dos santos patriarcas e não nos devemos casar como os pagãos que não conhecem a Deus."

6. *Levantaram-se, pois, ambos e oraram juntos fervorosamente para que lhes fosse conservada a vida.*

7. *Tobias disse:* "*Senhor, Deus de nossos pais, bendigam-Vos o céu, a terra, o mar, as fontes e os rios, com todas as criaturas que neles existem.*

8. "*Vós fizestes Adão do limo da terra e destes--lhe Eva por companheira.*

9. "*Ora, Vós sabeis, ó Senhor, que não é para satisfazer a minha paixão que recebo a minha prima como esposa, mas unicamente com o desejo de suscitar uma posteridade, pela qual o Vosso nome seja eternamente bendito.*"

10. *E Sara acrescentou:* "*Tende piedade de nós, Senhor; tende piedade de nós e fazei que cheguemos juntos a uma ditosa velhice!*"

Essa é a história de dois jovens, Tobias e Sara. Ela está enfrentando um problema terrível: teve sete maridos que morreram durante a noite de núpcias. Quando Tobias conta aos pais de Sara sobre sua intenção de se casar com a filha deles, todos temem por sua vida. A sepultura de Tobias já está cavada antes mesmo de sua morte! Mas Tobias confia em Deus. Antes de dormir, os dois jovens esposos se levantam para rezar: "Levanta-te, Sara, e roguemos a Deus." A oração comum do marido e da mulher é fundamental: ela nos coloca diante do mistério da criação do homem, da mulher e dos seus descendentes. Podemos louvar a Deus pela nossa união e implorar-Lhe graça e proteção.

Antes da chegada de um filho, o casal vem em primeiro lugar. É a solidez dessa relação que garantirá a base tão necessária para o desenvolvimento de uma criança. A oração em casal é importantíssima! E também a graça recebida durante o casamento, quando o próprio Deus se comprometeu conosco. O casal permanece unido em Deus. Por que não rezar antes da união dos corpos, antes de conceber um filho juntos? Por que não louvar o Senhor por esta obra de criação, por esse amor que une? Isso permite que um receba o outro como um dom, e se cumpra a promessa que fizemos no matrimônio: "Eu te recebo como meu esposo." "Eu te recebo como minha esposa." Essa é a vontade de Deus, que diz, desde a criação, que "o homem deixará o seu pai e a sua mãe e se unirá à sua mulher e serão uma só carne" (Gn 2,24). Mesmo que, para alguns, o tempo entre o desejo de ter um filho e a sua concepção possa ser às vezes longo, confiar em nosso casamento, em nossa união, da qual pode nascer uma nova vida, é uma fonte de verdadeira esperança. Que essa união de corpos e corações, tão querida por Deus, seja abençoada para que, desde o início, o florescimento dessa nova vida possa fortalecer a união. Ousemos rezar como Tobias e Sara, como casal e pelo nosso casamento.

Outra tradução dessa passagem do livro de Tobias introduz a oração do casal de outra maneira. Ele diz: "Levanta-te, minha irmã, vamos rezar." Tobias chama Sara de "minha irmã" e dirá em sua oração, referindo-se ao homem: "Você lhe deu Eva para ajudá-lo." Em outra versão é acrescentado "e apoiá-lo", no sentido de "vou lhe fazer uma ajudante que ele terá como parceira". Aqui podemos meditar sobre o próprio dom da mulher em ser mulher. Essa ajuda de que fala Tobias, e que nos remete à história do Gênesis, é às vezes mal compreendida. Parece sugerir que a mulher só foi criada como referência ao homem, e não para si mesma. O mistério do homem e da mulher é inseparável. Eles são criados à imagem de Deus e se recebem, mutuamente, como um presente de Deus.

Em seu livro *Ouse viver o amor*,[1] Georgette Blaquière — uma mãe de família e teóloga —, ao falar do carisma da mulher, insiste no fato de que ela, antes de ser parceira sexual é, antes de tudo, uma irmã. Homem e mulher se reconhecem como únicos, cada um com seu próprio valor. A mulher é irmã do homem em humanidade, porque ambos são provenientes do mesmo Pai. Ela está, verdadeiramente, "em pé de igualdade com o homem". A mulher é parceira, companheira, livre e equivalente ao homem. É ela que dá a vida, e pode fazer isso biologicamente, mas também de maneira espiritual, mística. Porque é possível

---

[1] Georgette Blaquière, *Oser vivre l'amour*, Éditions des Béatitudes, 1994, p. 35 a 37.

trazer os homens ao mundo de muitas maneiras: "Colocando-os no mundo de Deus", para usar a expressão usada por Blaquière.

Mas estamos conscientes da beleza da vocação feminina? Agradecemos ao Senhor pela graça que Ele nos dá? Às vezes, podemos até sentir o fardo que as mulheres das gerações anteriores carregaram em nossa família e temer o que a nossa feminilidade possa significar. Deus quis criar homens e mulheres para dar prosseguimento às obras da Criação. Por isso, Ele quer que sejamos livres, ativos. E isso é bom.

Tobias reza chamando o Senhor "Deus dos meus pais" e fala do seu "desejo de fundar uma família que abençoe o Seu nome ao longo dos séculos". Ele se coloca, assim, numa cadeia de gerações sucessivas. Esse casal, e cada um de nós, tem uma história. Temos pais que têm pais, que também têm pais etc. Por sua vez, nos tornaremos pais! A união do casal gera uma nova vida que estará, então, numa linhagem já definida. O acolhimento de uma criança é feito por uma família inteira, que já viveu muitos momentos felizes e infelizes. Estar grávida traz à tona, muitas vezes, emoções profundas, ressignificando nossa própria acolhida dentro de nossa família, quando ainda estávamos no ventre de nossa mãe ou no momento do nosso nascimento. É por esta razão que devemos confiar a nossa família ao Senhor: nossos pais e nossos sogros também terão a responsabilidade de acolher a criança que virá.

Peçamos a Deus que cure as feridas que ainda possam estar presentes em nossas famílias, e que abençoe os nossos pais, porque eles também um dia nos deram a vida.

⤙ PARA IR ALÉM ⤚

Podemos meditar o mistério da criação do homem e da mulher (Gn 2,18-25), como Tobias nos convida a fazer em sua oração, e deixar-nos impregnar do projeto de Deus que cria o homem e a mulher à Sua imagem. Podemos contemplar o sono de Adão que não sabe o que Deus lhe prepara: ele dorme; depois, escutamos o seu grito de admiração ao descobrir a mulher, sua semelhante e, no entanto, tão diferente dele: "Eis agora aqui, o osso de meus ossos e a carne de minha carne." Concentremo-nos também nos últimos versículos: "Por isso, o homem deixa o seu pai e a sua mãe para se unir à sua mulher; e já não são mais que uma só carne. O homem e a mulher estavam nus, e não se envergonhavam."

Senhor, bendito sejas Tu pelo homem e pela mulher, frutos da Tua criação. Bendito sejas pelo amor que nos une uns aos outros. Que a nossa união seja comunhão, que fortaleça a nossa unidade. Vê nosso coração sincero e volta-nos um para o outro. Permite então, Senhor, que surja uma nova vida e que meu corpo a acolha como se estivesse dentro de um tabernáculo. A Ti confiamos as nossas duas famílias e rezamos por elas, para que as abençoe tanto nas alegrias como nas tristezas. Cure o que está ferido em cada um de nós. Amém!

— 1º MÊS —

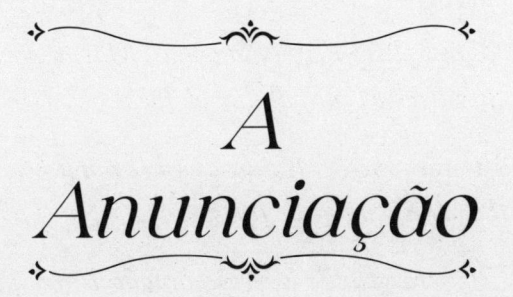

A Anunciação

LUCAS 1, 26-38

26. *No sexto mês, o anjo Gabriel foi enviado por Deus a uma cidade da Galileia, chamada Nazaré,*

27. *a uma virgem desposada com um homem que se chamava José, da casa de Davi; e o nome da virgem era Maria.*

28. *Entrando, o anjo disse-lhe: "Ave, cheia de graça, o Senhor é convosco."*

29. Perturbou-se ela com essas palavras e pôs-se a pensar no que significaria semelhante saudação.

30. O anjo disse-lhe: "Não temas, Maria, pois encontraste graça diante de Deus.

31. "Eis que conceberás e darás à luz um filho, e lhe porás o nome de Jesus.

32. "Ele será grande e será chamado Filho do Altíssimo, e o Senhor Deus lhe dará o trono de seu pai Davi; e reinará eternamente na casa de Jacó,

33. "e o seu reino não terá fim."

34. Maria perguntou ao anjo: "Como se fará isso, pois não conheço homem?"

35. Respondeu-lhe o anjo: "O Espírito Santo descerá sobre ti, e a força do Altíssimo te envolverá com a Sua sombra. Por isso, o ente santo que nascer de ti será chamado Filho de Deus.

36. "Também Isabel, tua parenta, até ela concebeu um filho na sua velhice; e já está no sexto mês aquela que é tida por estéril,

37. *"porque a Deus nenhuma coisa é impossível."*

38. *Então disse Maria: "Eis aqui a serva do Senhor. Faça-se em mim segundo a Tua Palavra." E o anjo afastou-se dela.*

O momento da descoberta e do anúncio da gravidez é único. Esperamos, esperamos e sentimos: pronto! Um novo ser está se formando dentro de nós! Dependendo das circunstâncias, podemos ficar muito felizes ou muito inquietas. Os sentimentos às vezes se misturam e se confundem. É possível nos identificarmos com Maria, a quem o anjo anuncia que dará à luz um filho, concebido pelo Espírito Santo.

Primeiro, o anjo a convida a alegrar-se: "Ave, cheia de graça, o Senhor é convosco." A saudação do anjo aparece assim em outra tradução: "Alegra-te, Maria, o Senhor te concedeu uma graça especial." Essa primeira palavra do anjo é uma palavra de alegria. Maria é a escolhida, está "cheia de graça". Este dom que, através dela, o Senhor dá a toda a humanidade, traz uma alegria profunda. Deus se une ao homem, torna-se carne em Maria, é Emanuel, "Deus conosco".

Esse mistério é tão grandioso que somos chamados a contemplá-lo, a meditá-lo, a nos impregnarmos dele. Qual não foi a alegria de Maria ao saber que seria mãe do Salvador? Mas somos informados de que "Maria perturbou-se" com o significado da distinta saudação do anjo. Ela não ficou cheia de alegria de imediato, não caiu em êxtase diante da visão de um anjo de Deus, nem explodiu em agradecimento e louvor. Em vez disso, se pôs a pensar qual o significado daquela visita; ela estava cheia de medo. Segue-se, então, a frase: "Não temas, Maria, pois encontraste graça diante de Deus." O anjo Gabriel a convida à confiança, mas ela questiona "Como se fará isso?". Ele a direciona para a onipotência de Deus: "O Espírito Santo descerá sobre ti, e a força do Altíssimo te envolverá com a Sua sombra." A partir daí, por que ainda ter medo? O próprio Espírito Santo entra em Maria, envolvendo-a por inteiro. Maria, então, acolhe humildemente o anúncio do anjo com estas palavras cheias de força e sabedoria: "Eis aqui a serva do Senhor. Faça-se em mim segundo a Tua Palavra." É muito simples. Maria disse "sim" à coisa mais extraordinária. Nela, Deus se faz carne. Por isso não fez mais perguntas, não tentou discutir. Ela simplesmente se entregou. O consentimento de Maria diante do incrível milagre que se passou diante de seus olhos nos convida a também pronunciar o "sim" diante do que está acontecendo dentro de nós. Nós desejamos essa criança, ou talvez ela mesma tenha se convidado para estar em nós. Em todo caso, devemos dar nosso consentimento a essa nova vida, acolhendo-a plenamente.

Digamos "sim", sem temer, ao anúncio de que um novo ser cresce dentro de nós. Deixemo-nos envolver pela onipotência de Deus, como fez Maria. Diante de todas as dificuldades, e também de todas as alegrias que nos habitam, vamos nos entregar com total confiança à vontade do nosso Pai Eterno. Sem medo, podemos nos deixar envolver nessa nova aventura da maternidade.

É claro que não sabemos para onde estamos indo. Mas será que Maria sabia? Será que ela poderia imaginar como seria a sua vida a partir de então? Como José reagiria? Mas o Senhor também cuidou desse assunto, e não a deixou sozinha diante do que viria a acontecer. Sabendo da gravidez, José pensou em repudiá-la em segredo, mas um anjo apareceu em um sonho dele e disse para ele não temer e tomar Maria como esposa. Assim, José ficou com ela e cuidou da criança que nasceu. E ainda foi alertado do perigo que ameaçava a vida da sua família. Deus não recua quando Sua obra começa. Ele foi até o fim com Maria e José. Da mesma forma que vai até o fim conosco.

Precisamos aceitar também mudanças em nosso dia a dia. O anjo entra na casa de Maria e vai até onde ela está, provavelmente trabalhando em uma tarefa corriqueira: o extraordinário no meio do ordinário. A chegada de um pequenino ser em nosso ventre não deve ser um obstáculo. Chega, cresce à medida que continuamos nossa vida, nosso trabalho, nossas atividades. Sequer nos damos conta de que ele está aí, que suas células se multiplicam e que seu coração começa a bater a partir da terceira semana de vida! Quem é capaz de imaginar o que está acontecendo no corpo da futura mãe? Nada disso parece evidente quando a vemos. Escutemos a parábola de Jesus, que nos fala do semeador: "O Reino de Deus é como um homem que lança a semente à terra. Dorme, levanta-se, de noite e de dia, e a semente brota e cresce, sem ele o perceber" (Mc 4, 26-27). Na verdade, não sabemos ao certo de que maneira o milagre acontece em nós. Tudo o que sabemos é que, aos poucos, sem que prestemos atenção, nosso pequenino está crescendo no nosso ventre.

A conversa entre o anjo e Maria é breve, objetiva e marcada pelo silêncio. De fato, é no silêncio que podemos verdadeiramente encontrar Deus.

É no silêncio que podemos ser nós mesmas, sem nos preocupar com o que pensam os demais. É no silêncio que podemos saudar a presença de nosso filho dentro de nós — e é nesse mesmo silêncio que Deus trabalha para que ele cresça.

Deus faz o extraordinário em meio àquilo que há de mais comum em nosso dia a dia. Então, permitamos que o Senhor possa fazer em nós o que fez em Maria, chamando-nos para a alegria, para a confiança e para a humildade, diante do grandioso milagre que acontece dentro de nós.

⤜ PARA IR ALÉM ⤛

Também podemos ler o Salmo 126 como um convite para permitir que o Senhor trabalhe em nós. Assim, estabelecemos bases sólidas para a nossa família. Vamos refletir sobre o primeiro versículo neste sentido: "Se o Senhor não edificar a casa, em vão trabalham os que a constroem." Queremos ancorar na rocha a nossa casa para que tempestade nenhuma seja capaz de destruí-la. A nossa rocha é o Senhor. Permitamos, então, que Ele construa nossa morada.

Por fim, deixemos o versículo 3 ressoar em nós: "Vede, os filhos são um dom de Deus, são a recompensa que ele nos dá." É um convite para medir o dom que o Senhor nos dá ao confiar em nossas mãos os Seus preciosos filhos. São eles os "verdadeiros bens da família".

Senhor, sejas bendito pelo anúncio desta nova vida que se desenvolve em mim. Confio a Ti meus sentimentos de alegria, mas também o medo de mudanças profundas. Dá-me a graça da confiança para que eu não tenha mais medo. Que o meu sim, assim como o de Maria, seja um sim verdadeiro, livre e humilde, um sim à vida, um sim ao bebê que já carrego. Vem agora, Senhor, e permaneça em mim. Amém!

— 2º MÊS —

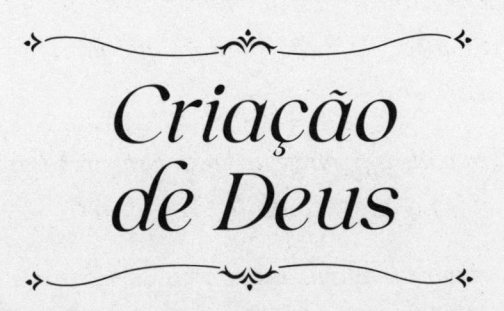

Criação de Deus

SALMO 138, 1-18

1. *Senhor, Vós me perscrutais e me conheceis,*

2. *sabeis tudo de mim, quando me sento ou me levanto. De longe penetrais meus pensamentos.*

3. *Quando ando e quando repouso, Vós me vedes, observais todos os meus passos.*

4. *A palavra ainda não me chegou à língua, e já, Senhor, a conheceis toda.*

5. *Vós me cercais por trás e pela frente, e estendeis sobre mim a Vossa mão.*

6. *Conhecimento assim maravilhoso me ultrapassa, ele é tão sublime que não posso atingi-lo.*

7. *Para onde irei, longe de Vosso Espírito? Para onde fugir, apartado de Vosso olhar?*

8. *Se subir até os céus, ali estareis; se descer à região dos mortos, lá Vos encontrareis também.*

9. *Se tomar as asas da aurora, se me fixar nos confins do mar,*

10. *é ainda Vossa mão que lá me levará, e Vossa destra que me sustentará.*

11. *Se eu dissesse: "Pelo menos as trevas me ocultarão, e a noite, como se fora luz, me há de envolver."*

12. *As próprias trevas não são escuras para Vós, a noite Vos é transparente como o dia e a escuridão, clara como a luz.*

13. *Fostes Vós que plasmastes as entranhas de meu corpo, Vós me tecestes no seio de minha mãe.*

14. Sede bendito por me haverdes feito de modo tão maravilhoso. Pelas Vossas obras tão extraordinárias, conheceis até o fundo a minha alma.

15. Nada de minha substância Vos é oculto, quando fui formado em segredo, quando fui tecido nas entranhas subterrâneas.

16. Cada uma de minhas ações Vossos olhos viram, e todas elas foram escritas em Vosso livro; cada dia de minha vida foi prefixado, desde antes que um só deles existisse.

17. Ó Deus, como são insondáveis para mim Vossos desígnios! E quão imenso é o número deles!

18. Como contá-los? São mais numerosos que a areia do mar; se pudesse chegar ao fim, seria ainda com Vossa ajuda.

É maravilhoso estar diante deste Deus Criador que nos conhece de forma total e perfeita! Podemos até ficar assustados com os versículos iniciais: "sabeis tudo de mim, quando me sento ou me levanto. De longe penetrais meus pensamentos." Deus certamente nos conhece melhor do que nós mesmos. Na verdade, foi Ele quem nos criou e é isso que nos permite chamá-lO de "Pai Nosso".

Estamos mais uma vez diante do mistério da criação: nascidos de um pai e de uma mãe, mas já existindo na vontade de Deus, que conhece tudo sobre nós. Nada pode escapar a Ele. Estamos sob o Seu olhar que chega ao fundo do nosso coração.

O salmo nos diz que Ele nos teceu no ventre de nossa mãe e que fomos todos formados em segredo; que Ele nos entreteve no silêncio e na paciência. A obra de Deus não faz barulho. Ela não tem pressa. Ela age com calma, sem que percebamos. Mal temos consciência de que um novo ser está se formando dentro de nós e, no entanto, Deus já sabe disso e de muito mais. Ele não apenas o conhece, mas já anotou todos os dias que planejou para esse novo ser que cresce em nosso ventre! Dias o suficiente para nos deixar com vertigem...

Podemos proclamar com o salmista: "Ó Deus, como são insondáveis para mim Vossos desígnios! E quão imenso é o número deles!"

Podemos nos divertir contando todas as probabilidades para nós, frutos de um encontro de um óvulo e um espermatozoide, existirmos entre milhões de possibilidades. Cada um de nós é único. Não há duas pessoas iguais. Até os gêmeos, embora semelhantes na aparência, são pessoas diferentes.

Como o salmista, ficamos maravilhados com o florescimento da vida. Louvemos ao Senhor no início deste novo estado pelo qual passamos, porque Ele vê o que ainda não conseguimos ver. Deus já sabe o que é esse ser ainda não formado. E também como ele será. Ele o cria. Ele o molda. Ele o ama infinitamente, como um ser único que ele já é. Mesmo os bebês que, por diversos motivos, não conseguiram ver a luz do dia são amados e desejados por Deus como "seres únicos". Antes de existirem em nossos corações, existem no coração do Criador de todas as coisas. Devemos respeitar esse bebê único, singular, que atualmente está escondido dentro de nós, deixando um pouco mais de mistério em torno dele...

Hoje, graças às tecnologias modernas, é possível saber o sexo do bebê logo no primeiro ultrassom. Mas não tenhamos pressa. Não precisamos ficar tanto tempo examinando a tela durante os exames. Nosso bebê está ali, escondido em nosso ventre. Mas chegará um momento em que ele se revelará para nós. A escolha de descobrir ou não o sexo da criança fica a critério de cada casal. Alguns querem saber logo para se preparar melhor, para poder escolher um nome e já fazê-lo participar da família. Outros preferem esperar até o momento do nascimento para respeitar o segredo ainda não desvendado, deixando a emoção do primeiro encontro "cara a cara". Cada um escolhe o que será melhor para a sua família, em cada situação particular. De qualquer modo, é preciso esperar pacientemente por esse pequeno e amado ser. Com silêncio, paciência... vamos seguir esses preceitos nessas fases iniciais.

No versículo 14, o salmista proclama: "Sede bendito por me haverdes feito de modo tão maravilhoso." Você tem ideia de tudo o que nosso corpo faz para se adaptar à vida que se desenvolve dentro de nós? Tudo se ajeita para acolher essa criança. Nosso corpo se abre para dar espaço ao bebê e se prepara para alimentá-lo, preservá-lo, protegê-lo. Portanto, louvemos também ao Senhor pelo que somos e pela maravilha que é nosso corpo.

Talvez, para algumas de nós, seja difícil fazer isso nesse período por causa dos enjoos, da dificuldade para comer ou de pequenos desconfortos dos quais desconhecemos as causas. Às vezes, a gestação pode ser, para algumas de nós, extremamente dolorosa. Podemos não experimentar nada dessa maravilha que se desenvolve dentro de nós por sentirmos apenas as dores, o cansaço e a irritação. É importante, nesse momento, que estejamos cercadas de pessoas atenciosas e acolhedoras. E lembremo-nos do versículo 10: "A Vossa mão me leva; a Vossa mão direita me sustenta"; e dos versículos 11 e 12: "Eu disse: 'as trevas me ocultarão, e a noite, como se fora luz, me há de envolver.'"

A noite torna-se luz ao meu redor. Mesmo as trevas não são escuras para ti; a noite brilha como o dia, pois as trevas são tão claras quanto a luz! É tão certo que a luz virá quanto o sol que nasce todas as manhãs. Melhor ainda: no auge da noite, Deus pode transformar tudo em luz e claridade!

O Salmo 125 nos diz: "Os que semeiam entre lágrimas, recolherão com alegria. Na ida, caminham chorando os que levam a semente a aspergir. Na volta, virão com alegria, quando trouxerem os seus feixes."

Apoiemo-nos no Senhor, que nos acompanha em todas as nossas dificuldades, e não cessemos de louvá-lO por esse mistério da vida desde o seu início, e pelas maravilhas de nosso corpo.

❖ PARA IR ALÉM ❖

Quem quiser pode meditar sobre o barro e o mestre oleiro que o molda, nos impregnando (Is 45, 9-13). O oleiro leva tempo para concluir seu trabalho. Ele molda o barro com cuidado até ficar do jeito que deseja. Na verdade, é como o Senhor que nos modela e nos molda. E, da mesma forma, molda a nossa criança.

Senhor, eu Te louvo e Te agradeço pelo que fazes em mim em silêncio. Obrigada pela vida desta criança que se forma em mim. Esta criança que Tu já conheces. É Tu quem a teces e moldas, dia após dia, como um oleiro que trabalha o barro com cuidado e dedicação.

Também Te agradeço, Senhor, pela maravilha que sou, pela minha vida, pelo meu corpo e por todo o meu ser. Coloco-me totalmente aberta à vida e disponível para contribuir, um pouco que seja, para o trabalho da Sua criação.

Abençoe, desde já, esta criança que em mim se desenvolve. E que todos os dias eu possa abençoá-la em Ti, seu criador. Amém.

— 3º MÊS —

Tu és valiosa aos meus olhos

ISAÍAS 43.1-7

1. E agora, eis o que diz o Senhor, aquele que te criou, Jacó, e te formou, Israel: "Nada temas, pois Eu te resgato, Eu te chamo pelo nome, és Meu.

2. "Se tiveres de atravessar a água, estarei contigo. E os rios não te submergirão; se caminhares pelo fogo, não te queimarás, e a chama não te consumirá.

3. *"Pois Eu sou o Senhor, teu Deus, o Santo de Israel, teu salvador. Dou o Egito por teu resgate, a Etiópia e Sabá em compensação.*

4. *"Porque és precioso a meus olhos, porque Eu te aprecio e te amo, permuto reinos por ti, entrego nações em troca de ti.*

5. *"Fica tranquilo, pois estou contigo, do oriente trarei tua raça, e do ocidente eu te reunirei.*

6. *"'Devolve-os!', direi ao setentrião e ao meio-dia, 'Não os retenhas! Traze Meus filhos das longínquas paragens, e Minhas filhas dos confins da terra;*

7. *"'todos aqueles que trazem Meu nome, e que criei para Minha glória'."*

Aqui estamos novamente diante do Deus Criador que nos criou, nos formou, nos moldou para que possamos manifestar a Sua glória. Nosso Criador também é o Criador de nossa criança. Antes de pertencer a nós, este novo ser pertence a Ele. Não somos donos absolutos da sua vida, e é bom entregarmos a quem a conhece perfeitamente. Mas esse Deus é Criador, não é um Criador distante que olha do alto do céu para a Sua obra e fica feliz por ela... Nada disso! Deus tem por nós um amor especial, um amor que é ao mesmo tempo exclusivo e para todo mundo. Deixemos que estas palavras ressoem dentro de nós: "És precioso a Meus olhos, porque Eu te aprecio e te amo." Deixemo-nos transformar por este imenso amor divino dentro de nós, por Seu afeto por cada um dos Seus filhos e todo o Seu povo. Podemos, então, vislumbrar o amor do Criador por este pequeno ser em que se forma e que está inteiramente imerso nessa comunhão com o Pai celeste. Ele já Lhe pertence (Is 43:1), assim como nós Lhe pertencemos. Deixemo-nos invadir por esta Palavra de vida que nos torna pessoas amadas e capazes de amar.

Mas, às vezes, surgem muitas perguntas na cabeça das futuras mães: "Serei capaz de amá-lo? Como posso amá-lo tanto quanto a seu irmão ou irmã?" Para algumas pessoas, o amor que está surgindo é fácil, instantâneo. Para outras, é menos óbvio, floresce aos poucos. Mesmo entre irmãos, o amor pode não fluir da mesma maneira. Com simplicidade, repitamos estas palavras e digamos à nossa criança: "És preciosa a Meus olhos, porque Eu te aprecio e te amo."

Dizer essas palavras de amor ao bebê que está chegando pode, às vezes, ser difícil para quem nunca disse "eu te amo". Mas Deus pode nos ajudar nisso. Deixemos primeiro que essas palavras ajam em nossos corações de filhas, de mulheres, de mães. Vamos receber tais palavras de amor, repetindo-as incansavelmente para nós mesmas. Deus nos ama, somos preciosas a Seus olhos e Ele dá tudo o que tem por nós, inclusive o Seu próprio Filho. Ao morrer na cruz, Jesus se entrega ao mundo e a cada um de nós. Então, lembrando-nos de todo o amor de Deus, talvez possamos, com a ajuda do Espírito Santo, transmitir as palavras de amor a nossas crianças. Ainda não sabemos como serão, com quem serão parecidas, qual o seu caráter, como irão crescer, mas pouco importa. O amor não brota na perfeição, porque é cheio de misericórdia. Deus nos ama profundamente, apesar de nossos erros, de nossos efeitos e de nossas faltas. "Quando estou fraco, então sou forte", nos diz São Paulo (2Cor 12, 10). Deus quer habitar em nossa fraqueza e nos amar, neste mesmo lugar em que gostaríamos de nos esconder. Nosso bebê é pequeno, fraco, precisa ser protegido e cuidado. É por isso que o Senhor tem por ele um amor especial. E como hoje ele está em nosso ventre, devemos amá-lo, sem nos preocuparmos com o que ele será e como será. Todos nós somos "os preciosos de Deus", assim como cada criança em nós será "preciosa" naquilo em que é única.

Vamos terminar esta reflexão nos concentrando nas palavras que aparecem duas vezes nessa passagem: "Não temas" (Is 43, 1 e 5). Também precisamos repetir isso para nós mesmas. Abandonemo-nos a Deus e expulsemos o medo de nossos corações: "Se tiveres de atravessar a água, estarei contigo…" (Is 43, 2-3). Nesse versículo, a jornada do parto encontra um eco particular, tanto para o bebê quanto para a mãe. Mas não vamos nos precipitar. Deixemos esse assunto para os últimos meses, para que o tempo possa fazer o seu trabalho. O que precisamos ter certeza agora é que o Senhor nos acompanha nesta travessia que é a maternidade. Ele nos promete que nunca vai nos abandonar. Jerusalém disse: "O Senhor me abandonou, o Senhor se esqueceu de mim." A que o Senhor respondeu: "Pode uma mulher esquecer-se do seu filho e não cuidar do filho do seu ventre? Mesmo que ela pudesse esquecê-lo, Eu não te esquecerei" (Is 49,14-15).

Deus é fiel, mais ainda do que uma mãe o pode ser. Deixemo-nos ser amados por esse Deus ardente de amor e permitamos que Ele transforme nosso coração para amar ardentemente nossos bebês.

⤜ PARA IR ALÉM ⤛

Durante este mês, também podemos meditar contemplando novamente o Deus Criador da vida, que nos escolheu e derrama o Seu Espírito e as Suas bênçãos sobre nossas crianças (Is 44,1-5). Novamente, nessa passagem, o Senhor nos lembra de que não devemos temer. Podemos ter certeza de que Ele sempre nos acompanha e sempre promete derramar o Seu Espírito e as Suas bênçãos sobre os nossos descendentes (Is 44,3). A promessa de que um dia dirão "pertenço ao Senhor" ou de que outro dia "escreverá em suas mãos 'sou do Senhor'" deve nos animar e encorajar a dedicar as nossas orações, agora, a nossos bebês, para que eles também conheçam o amor infinito de Deus por todos nós.

Obrigada, Senhor, por Teu amor infinito. Obrigada por me dizer constantemente que sou preciosa aos Teus olhos, Tu me criaste! Tu me escolheste para participar deste trabalho de criação. Seguindo o Teu exemplo, dá-me a capacidade de dizer a esta criança e aos meus filhos já nascidos quão amados são, e têm um valor inestimável para Ti. Que eu me lembre sempre de que eles são, acima de tudo, os Teus filhos e pertencem a Ti. Elimina todo o medo do meu coração e permita-me crescer ainda mais na confiança e no amor pelo Teu nome. Amém.

— 4º MÊS —

Crianças e Jesus

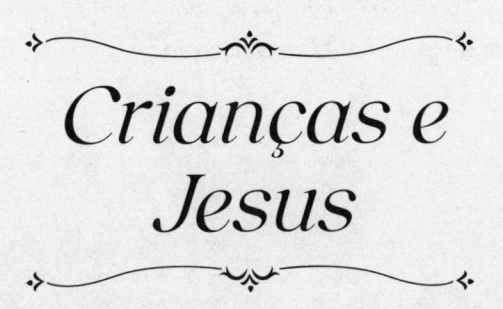

MATEUS 18, 1-5

1. *Neste momento, os discípulos aproximaram-se de Jesus e perguntaram-Lhe: "Quem é o maior no Reino dos Céus?"*

2. *Jesus chamou uma criancinha, colocou-a no meio deles e disse:*

3. *"Em verdade Vos declaro: se não Vos transformardes e Vos tornardes como criancinhas, não entrareis no Reino dos Céus.*

4. *"Aquele que se fizer humilde como esta criança será maior no Reino dos Céus.*

5. *"E o que recebe em Meu nome a um menino como este, é a Mim que recebe."*

Nessa passagem, Jesus nos exorta a nos tornarmos iguais às crianças, como condição para entrar em Seu Reino.

Então, para ser grande, é preciso tornar-se muito pequenino. É preciso se humilhar. Este paradoxo — será que podemos voltar a ser crianças quando formos adultos? — é a pergunta que Nicodemos fará a Jesus: "Como é possível nascer sendo já velho? Podemos entrar no ventre de nossa mãe para nascer pela segunda vez?" (Jo 3,4). Jesus falou-lhe da necessidade de "nascer de novo" para ver o Reino de Deus. Para compreender essa parábola, devemos contemplar um recém-nascido nos braços dos pais. Ele só sobrevive através deles e graças a eles. Se a criança fosse separada da mãe antes de um período razoável de gravidez, a sua vida estaria em perigo. Ela se alimenta graças à mãe. Ela cresce através da troca entre os dois corpos, vibra no contato com as mãos que acariciam a barriga, deixa-se embalar no líquido amniótico.

Se o bebê for deixado sozinho ao nascer, não conseguirá viver. Para o seu desenvolvimento, precisa ser cuidado, alimentado, trocado, protegido do frio, acariciado... Ele precisa de alguém que cuide dele e esteja atento às suas necessidades, sejam elas físicas ou emocionais.

Deus nos embala, nos consola, nos dá aquilo de que necessitamos diariamente. Quando consentimos em ter Deus como nosso Pai e voltamos a ser Seus filhos, d'Ele dependentes para tudo, somos como bebês recém-nascidos. É Ele quem nos permite viver. É Ele quem cuida de nós e espera que coloquemos toda a nossa vida em Suas mãos. O que podemos fazer por nós mesmos? Se Ele não nos der a graça, não podemos fazer nada. Enquanto nosso bebê cresce dentro de nós, vamos nos colocar na mesma situação. Se ele recebe tudo de sua mãe para sobreviver, sejamos também dependentes do Senhor e deixemos que Ele nos alimente, nos embale, nos faça crescer.

"E quem acolhe uma criança em Meu nome, a Mim Me acolhe" (Mt 18,5). Estamos conscientes do poder dessas palavras? Receber um bebê e receber o próprio Jesus é realmente a mesma coisa? Podemos nos deleitar, em nosso ventre, com a santa presença do Salvador. Receber e acolher o nosso bebê de maneira plena equivale a receber e acolher de maneira plena Jesus, nosso Senhor. É um mistério extraordinário. Certa vez, uma mulher me disse que cuidava de seu bebê como se fosse Jesus. Como ela estava certa!

Que, ao recebermos nosso bebê dentro de nós, possamos estar conscientes da santidade de sua presença e de Jesus nele. Recebamo-lo como faríamos se fosse nosso Salvador Jesus Cristo, cuidemos dele plenamente, desde já, ainda hoje.

Eu sei que podem dizer que já estou tratando esse bebê como um "rei". Num certo sentido, sim! Mas não um rei que faz o que quer de forma despótica. E sim pequeno, humilde, às vezes sofredor, capaz de chorar, gritar, pedir socorro. Jesus não é um rei tirano. É um rei que se tornou um servo. Ele se fez carne no corpo de uma mulher. Nasceu e era um ser minúsculo e vulnerável. Acolhamos, portanto, o nosso filho como este Jesus pobre, humilde e sofredor que levanta para nós o Seu olhar, e imaginemos o nosso corpo como um sacrário para recebê-lO.

Agora também podemos confiar ao Senhor o padrinho e a madrinha que escolhemos, aqueles que receberão este menino por amor a Jesus e que terão a tarefa de fortalecê-lo junto conosco na fé. Peçamos-Lhe que nos ilumine para escolher pessoas que possam estar ao lado do nosso filho nos momentos de alegria, de dúvida e de dificuldades, e que possam ajudá-lo a conhecer melhor a Jesus. É uma escolha difícil. Podemos sentir a obrigação de pedir a esta ou aquela pessoa da família, mas nem sempre temos familiares à disposição após vários nascimentos.

No entanto, sejamos conscientes de que essa escolha é importante para nosso filho e oremos para que nossa decisão seja iluminada pelo Espírito Santo.

❖ PARA IR ALÉM ❖

Durante este mês, meditemos também no juízo final e no acolhimento dos justos no Reino: "Tive fome e me destes de comer; tive sede e me destes de beber; era peregrino e me acolhestes; nu e me vestistes; enfermo e me visitastes; estava na prisão e viestes a mim. (...) todas as vezes que fizestes isso a um destes meus irmãos mais pequeninos, foi a mim mesmo que o fizestes" (Mt 25,35-40).

Devemos cuidar deste pequeno ser vulnerável que é o nosso bebê, a quem damos de comer, de beber, a quem vestimos ao nascer, este "outro" que acolhemos em nós, como cuidamos do próprio Jesus em nossa vida cotidiana.

Pai, obrigado pela Tua Palavra. Obrigado por nos mostrar Tua consideração, Teu amor pelos pequeninos. Tu queres a nós como a eles para nos abrir as portas do Teu Reino. Recebê--los é como receber Jesus. Que eu possa acolher em mim esta vida como se fosse Tu em pessoa que vieste encarnar em mim. Abençoe, Senhor, esta criança, coloque Tuas mãos sobre ela, e que eu saiba cuidar dela sem nunca esquecer Tua santa presença nela. Dá-nos padrinhos de acordo com o Teu coração. Amém.

— 5º MÊS —

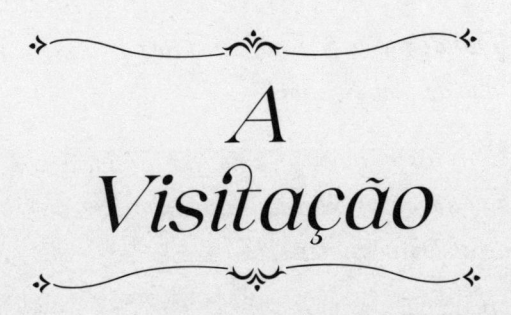

A Visitação

LUCAS 1,39-56

39. Naqueles dias, Maria se levantou e foi às pressas às montanhas, a uma cidade de Judá.

40. Entrou em casa de Zacarias e saudou Isabel.

41. Ora, apenas Isabel ouviu a saudação de Maria, a criança estremeceu no seu seio; e Isabel ficou cheia do Espírito Santo.

42. E exclamou em alta voz: "Bendita és tu entre as mulheres e bendito é o fruto do teu ventre.

43. "Donde me vem esta honra de vir a mim a mãe de meu Senhor?

44. "Pois assim que a voz de tua saudação chegou aos meus ouvidos, a criança estremeceu de alegria em meu seio.

45. "Bem-aventurada és tu que creste, pois se hão de cumprir as coisas que da parte do Senhor te foram ditas!"

46. E Maria disse: "Minha alma glorifica ao Senhor,

47. "meu espírito exulta de alegria em Deus, meu Salvador,

48. "porque olhou para Sua pobre serva. Por isso, desde agora, me proclamarão bem-aventurada todas as gerações,

49. "porque realizou em mim maravilhas Aquele que é poderoso e cujo nome é Santo.

50. "Sua misericórdia se estende, de geração em geração, sobre os que O temem.

51. *"Manifestou o poder do Seu braço: desconcertou os corações dos soberbos.*

52. *"Derrubou do trono os poderosos e exaltou os humildes.*

53. *"Saciou de bens os indigentes e despediu de mãos vazias os ricos.*

54. *"Acolheu a Israel, Seu servo, lembrado da Sua misericórdia,*

55. *"conforme prometera a nossos pais, em favor de Abraão e sua posteridade, para sempre."*

56. *Maria ficou com Isabel cerca de três meses. Depois voltou para casa.*

Após o anúncio do anjo, Maria foi até a casa de Isabel, sua prima, que também estava grávida de mais ou menos seis meses. Vamos imaginar o encontro dessas duas mulheres? E, à medida que começamos a sentir os movimentos do bebê dentro de nós, tais palavras vão se tornando cada vez mais comoventes: "apenas Isabel ouviu a saudação de Maria, a criança estremeceu em seu seio; e Isabel ficou plena do Espírito Santo. E exclamou em alta voz: 'Bendita és tu entre as mulheres e bendito é o fruto do teu ventre. Donde me vem esta honra de vir a mim a mãe de meu Senhor? Pois assim que a voz de tua saudação chegou aos meus ouvidos, a criança estremeceu de alegria no meu seio.'"

O bebê de Isabel, ainda no ventre, percebeu que algo importante estava em curso e "estremeceu de alegria". Embora escondido e protegido do mundo exterior, já estava ligado a Ele. Nosso bebê também percebe acontecimentos importantes.

Ele se move, reage ao que está se passando ao seu redor, principalmente quando seu pai, sua mãe, seus irmãos e irmãs reservam um tempo para acariciar a barriga, a fim de se comunicar com ele. O bebê se aconchegará na mão que tenta tocá-lo através da parede externa, criando, assim, um contato incomum do exterior com o interior.

Do ventre de Isabel, a criança compreendeu o que acontecia. O encontro provocou nela tanta alegria que sua mãe também se deu conta de que Maria não estava grávida de uma criança qualquer. Plena do Espírito Santo, Isabel percebeu através do movimento do seu filho que Maria era a mãe do seu Senhor, enquanto Jesus ainda estava pequenino, pouco desenvolvido! Que extraordinário! Se João Baptista pulou de alegria e sentiu a presença de Jesus, mesmo estando dentro do ventre materno, o bebê que carregamos também é sensível à presença do Salvador. Vamos, agora mesmo, falar com ele sobre Jesus, vamos cantar salmos e hinos, vamos lhe dizer repetidas vezes que ele é amado pelo Senhor. Quanto mais próximos estivermos de Jesus, mais Ele também se alegrará ao ouvir Seu nome mencionado!

Então, prestemos muita atenção aos movimentos do pequeno ser que estamos carregando no ventre, invisível, mas que já está plenamente presente. Não devemos nos sentir culpadas quando passamos por momentos de tristeza ou ficamos com raiva em possíveis desentendimentos com quem está ao nosso redor, ou por causa de algum outro problema. Podemos até nos questionar: "Pelo que estou fazendo meu filho passar?" Mas tais emoções, mesmo as negativas, são parte integrante da vida. É impossível nos livrarmos por completo delas. Ainda pior é enterrá-las dentro de nós mesmas, sem nunca as expressar. As emoções em si não são boas nem más, porém somos responsáveis pelo que fazemos com elas. Uma alternância de emoções é completamente normal durante a gravidez. Podemos passar, em poucos segundos, de um estado de grande alegria para um estado de desânimo total. Nem sempre é agradável para quem está ao nosso lado! Mas não devemos nos preocupar com isso. Devemos ficar atentas ao que vivemos e saber entregar tudo nas mãos do Pai. Falemos ao nosso bebê, com simplicidade, das emoções que se passam em nós, mas sem fazê-lo suportar o peso delas. Podemos encontrar lugares para depositar o excesso, junto a um ouvido amigo, atento e em oração. Ao acompanhar a vida que carregamos até a sua realização, devemos também seguir em direção à vida e ao que nos dá vida.

Finalmente, podemos contemplar o Cântico de Maria (Lc 1,46-55). Com a ajuda do Espírito Santo, e à imagem de Maria, também podemos compor uma canção para o nosso filho, louvando e agradecendo, com as nossas palavras, as maravilhas que Deus faz por nós. E podemos relê-la (ou cantá-la!) todos os dias. Na tradição hebraica, é comum compor uma música para o filho recém--nascido.

Seguindo o exemplo de Maria, podemos anotar o que passamos espiritualmente na oração e no louvor durante esses meses de gravidez, quando a hipersensibilidade emocional também pode ser espiritual. Assim, o cântico que compusermos será repleto de tudo o que vivemos com o Senhor e com nosso filho durante esses meses.

⤞ PARA IR ALÉM ⤝

Para aperfeiçoar a meditação sobre o que ocorre em nós, podemos ficar atentas às nossas emoções interiores e a esses movimentos que ocorrem dentro de nós e nos levam, entre outras coisas, à consolação ou à desolação. Na verdade, são reflexos do nosso estado interior, que nos empurra em direção à alegria duradoura ou ao desespero. Santo Inácio falou particularmente sobre isso, assim como São Paulo, que nos exorta a deixar-nos guiar pelo Espírito Santo: "Visto que o Espírito nos dá vida, deixemo-nos guiar por Ele" (Gl 5,25). Os frutos do Espírito mencionados — amor, alegria, paz, paciência, benevolência, bondade, fidelidade, mansidão, domínio de si — agem como uma grande consolação para a nossa alma (Gl 5,21-26). Então, é possível experimentar um grande zelo, um importante impulso espiritual, e nosso coração se abre.

Já a desolação produz em nós tristeza, angústia e desânimo. "Qual é o sentido...?", perguntamos a nós mesmos. Muitos santos chegam a falar de uma "noite escura", que às vezes perdurava por muitos anos (Santa Teresinha do Menino Jesus, por exemplo). É por esse motivo que, na desolação, devemos recordar as consolações recebidas (daí a importância de anotá-las!).

Procuremos nos ancorar ainda mais naquilo que compõe a nossa realidade sem nos emocionarmos demais com o que acontece a nós. Procuremos, portanto, aquilo que, em nossas vidas, produz frutos, deixando o Espírito Santo agir em nós.

Senhor, Tu que causaste tanta alegria em João, uma criança ainda não nascida, e também em sua mãe Isabel, dá-me Tua alegria enquanto sinto nosso bebê se mover dentro de mim. Que seus movimentos sejam para mim uma dança de amor, atraindo nós dois para Ti. Dá-me a graça de já acolhê-lo como um ser digno e único, para que ele se sinta seguro. E quando me encontrar em momentos de preocupação e desânimo, Senhor, que eu possa confiar em Ti e falar com ele sem medo e com muito amor. Que o Espírito Santo me inspire com santíssimos cânticos para louvar o Teu nome e as maravilhas que realizas em mim, e que eu os proclame todos os dias! Amém.

— 6º MÊS —

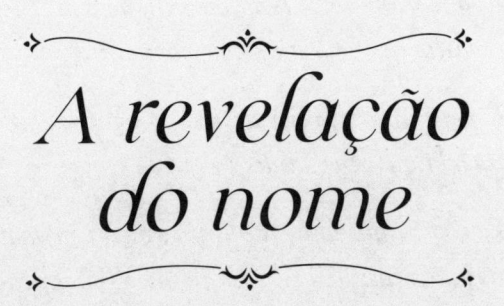

A revelação do nome

LUCAS 1,57-66

57. Completando-se para Isabel o tempo de dar à luz, teve um filho.

58. Os seus vizinhos e parentes souberam que o Senhor lhe manifestara a Sua misericórdia, e congratulavam-se com ela.

59. No oitavo dia, foram circuncidar o menino e o queriam chamar pelo nome de seu pai, Zacarias.

60. *Mas sua mãe interveio: "Não", disse ela, "ele se chamará João".*

61. *Replicaram-lhe: "Não há ninguém na tua família que se chame por este nome."*

62. *E perguntavam por acenos ao seu pai como queria que se chamasse.*

63. *Ele, pedindo uma tabuinha, escreveu nela as palavras: "João é o seu nome." Todos ficaram pasmados.*

64. *E logo se lhe abriu a boca e soltou-se sua língua e ele falou, bendizendo a Deus.*

65. *O temor apoderou-se de todos os seus vizinhos; o fato divulgou-se por todas as montanhas da Judeia.*

66. *Todos os que o ouviam conservavam-no no coração, dizendo: "Que será este menino?" Porque a mão do Senhor estava com ele.*

Esse texto nos convida a meditar sobre o nome dado à criança. "Seu nome é João", diz Zacarias. Nomear uma criança não é tarefa fácil. Algumas pessoas conseguem escolher com facilidade o nome do bebê. Outras precisam de um tempo para decidir. Fica ainda mais difícil se tivermos de escolher dois nomes, em caso de gêmeos, ou se não soubermos o sexo.

O objetivo desta meditação é chamar a atenção para a importância da escolha do nome que a criança terá por toda a vida. Na Bíblia, quando Deus faz o seu chamado, Ele normalmente dá um novo nome. Por exemplo, Jesus dá a Simão o nome de Pedro, mostrando-lhe assim a sua vocação. Jesus lhe disse: "Tu és Pedro e sobre esta pedra edificarei a minha Igreja" (Mt 16,18). Foi a forma que Jesus lhe indicou o papel que deveria desempenhar na Igreja que nascia e, ao mesmo tempo, a solidez dela. Outro que podemos citar é Abraão, que primeiro foi chamado de Abrão: "De agora em diante não te chamarás mais Abrão, e sim Abraão, porque farei de ti o pai de uma multidão de povos" (Gn 17,5). Da mesma forma: "Disse Deus a Abraão: 'Não chamarás mais tua mulher Sarai, e sim Sara (ou seja, princesa). Eu a abençoarei, e dela te darei um filho.'"

Os monges também mudam de nome quando entram nas ordens religiosas. Para eles, é como se fosse um novo nascimento, um novo pertencimento. Por isso, o nome não pode ser trivial. Em algumas culturas, é costume esperar que a personalidade da criança se revele antes de nomeá-la, para que o nome escolhido corresponda verdadeiramente a ela. Na passagem citada, vemos claramente que João, o nome dado, vai contra os hábitos culturais da época, em que o nome escolhido era o do pai ou o de alguém da família. Não faz muito tempo, a tradição era a mesma na nossa cultura. Quem conhece bem genealogia sabe que dar o mesmo nome por várias gerações não era algo raro. E, se alguém tivesse a ideia de escolher um nome diferente, teria antes de provar ao oficial de registro civil que o nome já existia na linhagem.

Mas, nos tempos atuais, há uma tendência oposta. Podemos dar às nossas crianças qualquer nome, ou até mesmo inventar um. O oficial só vai se opor se o nome escolhido for muito prejudicial para a criança.

Enfim, já pensou qual será o impacto do nome escolhido? E no que quer dizer a ela ao chamá-la de tal maneira? Nomear alguém é um verdadeiro dom, um presente a ser dado ao novo ser que vem ao mundo. Portanto, é importante que tenha sentido.

No texto, vimos a maneira como o nome "João" é revelado aos pais e como eles o afirmaram diante de todos e contra todas as expectativas. É o exato momento em que Zacarias volta a falar, e é muito significativo que Deus tenha escolhido exatamente este momento. Ao nomear a criança, o homem recupera a fala. Zacarias entra no plano de Deus para o seu filho, que se tornará aquele que "prepara o caminho do Senhor".

No início, Deus criou o mundo com a palavra: "Deus disse […] e aconteceu" (Gn 1). Assim, Ele dá ao homem o poder de nomear as coisas que criou: "Então o homem deu seus nomes a todos os animais, às aves do céu e a todos os animais do campo" (Gn 2,20). Dessa forma, Adão nomeou tudo o que existe na terra, inclusive a mulher: "'Eis agora aqui', disse o homem, 'o osso de meus ossos e a carne de minha carne; ela se chamará mulher, porque foi tomada do homem'"

(Gn 2,23). O nome faz com que as coisas e os seres existam por si próprios. O nome dá existência às coisas e aos seres para si, ele lhes dá seu significado e nada é escolhido ao acaso. Podemos observar que, na Bíblia, o homem nomeia as coisas e os seres. Então Deus disse a José: "Você lhe dará o nome de Jesus." Da mesma forma, foi solicitada a confirmação de Zacarias para o nome "João", que sua esposa já havia anunciado. Dar o nome é uma graça paterna. Assim, mesmo que a escolha do nome seja pensada pelo casal, podemos dizer que o homem, ao observar seu filho naquilo que ele tem de especial, o faz existir. Ele o reconhece como um ser único e também lhe "dá à luz". A presença do pai é, portanto, mais do que necessária para o desenvolvimento da criança, que cresce sob o olhar atento da mãe e também do pai.

Então, vamos rezar para encontrarmos o nome certo. Vamos nos dar algum tempo. Vamos confiar a escolha ao Senhor. Peçamos ao Seu Espírito Santo para nos iluminar.

É importante compartilhar as ideias juntos, em casal, sem que seja "ele vai escolher se for menino"; "ela se for menina". Essa escolha é muito importante para ser feita sem uma boa reflexão. A maneira como chamaremos o bebê deve ressoar em nós de forma muito especial. E é bom poder explicar, mais tarde, à criança o porquê de termos escolhidos um nome e não outro, mesmo que o motivo seja muito simples. Isso demonstra um sinal da atenção que lhe dedicamos.

Que o nome que vocês darão ao seu bebê lhe seja uma boa companhia por toda a vida. Que o Espírito Santo lhes ilumine para que façam uma boa escolha.

⤜ PARA IR ALÉM ⤛

Também podemos rezar ao ler o texto do Apocalipse, que nos revela que só no céu saberemos o nosso verdadeiro nome, dado pelo próprio Deus: "Também lhe entregarei uma pedra branca, na qual está escrito um nome novo que ninguém conhece, senão aquele que o receber" (Ap 2,17). Esse nome será único, específico de cada pessoa, e poderíamos dizer que será a marca de Deus em nós: um nome maravilhoso, luminoso, que nos revelará de que forma somos vistos por Deus.

Espírito Santo, sopro vivo de Deus, confiamos a Ti o nome que daremos ao nosso filho no momento de seu nascimento. Que seja inspirado por Ti e que nosso filho se alegre ao ser chamado por ele! Bendito és Tu por nos chamares pelo nosso nome, por nos conheceres intimamente a cada um de nós. Chamaste Maria pelo nome, testemunha de Tua ressurreição, e foi nesse momento que ela Te reconheceu. Que nós também possamos ouvir-Te chamar cada um de nós pelo nosso nome e assim responder ao Teu chamado. Amém.

— 7º MÊS —

Acalmando a tempestade

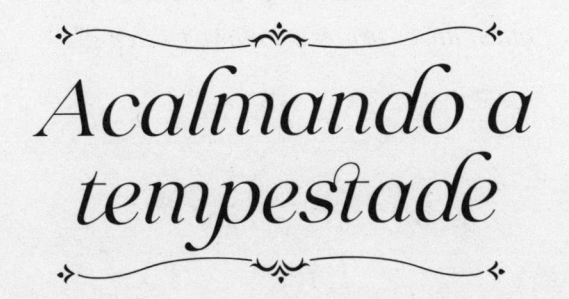

MATEUS 8.23-27

23. Subiu Ele a uma barca com Seus discípulos.

24. De repente, desencadeou-se sobre o mar uma tempestade tão grande, que as ondas cobriam a barca. Ele, no entanto, dormia.

25. Os discípulos achegaram-se a Ele e O acordaram, dizendo: "Senhor, salva-nos, nós perecemos!"

26. E Jesus perguntou: "Por que este medo, gente de pouca fé?" Então, levantando-se, deu

ordens aos ventos e ao mar, e fez-se uma grande calmaria.

27. *Admirados, diziam: "Quem é este homem a quem até os ventos e o mar obedecem?"*

Chegamos a um momento importante da preparação para o nascimento, ou seja, para o parto. Essa hora pode ser um pouco assustadora. Pode até parecer uma prova intransponível com o famoso "Darás à luz com dores" do Gênesis, consequência do pecado que nos paralisa e nos assusta. "Multiplicarei os sofrimentos de teu parto" (Gn 3,16). Mas é inevitável? Há quem tenha se esforçado muito para atenuar essa realidade, como o doutor Leboyer com o "parto sem dor",[2] e, mais tarde, com o surgimento de diversos tipos de anestesias, sendo a epidural a mais conhecida. Essas iniciativas melhoraram muito o conforto da mulher durante o parto.

Todavia, antes de continuar esta reflexão, que tal darmos uma olhada no texto de Mateus que diz

---

2 O parto Leboyer foi criado pelo médico obstetra francês Frédérick Leboyer e introduzido no Brasil no ano de 1974 pelo obstetra Claudio Basbaum. Nesse parto, também chamado de parto sem violência, tenta-se não estressar o bebê, tornando sua primeira experiência fora do útero menos traumática.

que o mar, antes calmo, passou a se agitar como numa verdadeira tempestade, e nada parecia ser capaz de acalmá-lo. A imagem das águas revoltas ilustra bem esse nosso momento: a água escorrendo, a sensação de perder o controle e de sermos levadas pela corrente, forte demais para se lutar contra. É preciso estar preparada. O parto é um momento fundamental na vida de uma mulher e fica gravado na memória para sempre. Você não imagina como elas gostam de conversar sobre isso e compartilhar os mínimos detalhes de suas experiências! Cada parto é um parto, é um momento único para cada mulher. Ainda assim, é possível se preparar para vivenciar a "tempestade" que nos levará diretamente ao encontro de nosso filho.

De fato, o bebê que sai do nosso ventre provoca uma tempestade, mesmo que o nascimento ocorra nas melhores condições. Nosso corpo inteiro participa do nascimento. Ele está à espera do que está por vir e se coloca em movimento.

No texto, sabemos que Jesus está dormindo. Vamos contemplar a cena: os discípulos estão em pânico, e o barco, coberto pelas ondas. Ouvimos as súplicas: "Senhor, salva-nos, estamos perecendo!" O desespero toma conta de todos. É possível sentir o barco balançando pela força das ondas, a violência do vento, o estrondo do mar e das ondas se agitando. Como não entrar em pânico, ao ver a morte tão de perto? E Jesus está dormindo, tranquilo. Não gostaríamos de chacoalhá-lO? "Onde está você, Senhor? Estou sendo arrastado e você está dormindo? Acorde!"

Os discípulos gritam para Jesus. A força da água é cada vez maior. Agora, vamos observar a atitude de Jesus depois de ser acordado pelos discípulos. Ele pergunta: "Por que ter medo?" Impõe-se à água e aos ventos com autoridade, a calma retorna. Os discípulos ficam maravilhados e se perguntam: como isso é possível?

Esse texto tem muito a nos dizer sobre Jesus — e o paralelo com o tema da vez pode até parecer desproporcional. Mas essa história faz muito sentido atualmente. Podemos nos colocar no lugar dos discípulos assustados e ouvir Jesus nos questionando onde está a nossa fé. Ele pode acalmar tudo num instante. Por que, então, não confiamos mais n'Ele?

O sofrimento é um grande mistério que pode nos deixar desamparados. Como os discípulos, seria possível dizer: "Onde estavas, Senhor, quando eu sofria? Você estava dormindo." Contudo, Jesus está no barco. Ele também é capaz de sentir a tempestade, as ondas, o vento. A única diferença está na Sua atitude. Ele está tranquilo e dorme porque não tem medo. Ele está calmo em meio aos acontecimentos tumultuados. Nós, que estamos sempre lutando em meio às provações e nos vemos desanimados pelo desespero e pela vontade de desistir, podemos aprender muito com a atitude de Jesus.

Não tenhamos medo de estar no barco, nosso Salvador nos acompanha. Não tenhamos medo das tempestades que surgirão durante esse acontecimento tão singular em nossa vida. Jesus estará lá acompanhando o nascimento da criança. Devemos nos entregar em Seus braços, esperar passar a onda que vem como uma contração, contemplando-a de longe. Ela chega, nos chacoalha, mas não nos leva embora. Não devemos nadar contra a maré, que pode nos derrubar e nos afundar, mas devemos acompanhá-la em seu movimento. Vamos com ela, deixar que nos leve com suas ondas, com as contrações. Então nossa pequena criança desce, atravessando o longo túnel, às vezes de forma tumultuada, para vir ao nosso encontro. E Jesus estará lá para recebê-la e vê-la nascer.

A esse respeito, recomendo vivamente a leitura do livro *Celebrating Birth* [Celebrando o nascimento], de Frédérick Leboyer, no qual os textos e imagens artísticas nos aproximam do mistério que é o nascimento de uma criança.

A famosa pintura do pintor japonês Hokusai, *A grande onda de Kanagawa*, é particularmente reveladora, assim como *A cachoeira de Amida*, que nos faz pensar na perda de água. Ao contemplar essas pinturas, só podemos alegrar-nos com a beleza que é "dar à luz o nosso filho".

Não tem como sairmos ilesas do parto. Somos a mesma pessoa, mas uma nova mulher. A partir do momento em que a criança nasce, nos tornamos mães. E somos conduzidas numa dança nova e desconhecida. Sem buscar o sofrimento, ela assume um sentido completamente diferente: não está contra nós, está conosco e, de certa forma, é ela que nos dá à luz…

⭐ PARA IR ALÉM ⭐

Meditemos considerando este versículo em particular: "Pois sabemos que toda a criação geme e sofre como que dores de parto até o presente dia" (Rm 8,22).

Paulo nos mostra como tudo aguarda a redenção prometida, ou seja, a vida eterna (Rm 8,18-27). Da mesma forma que é certo que um bebê passará do ventre materno para o mundo exterior, passaremos deste mundo para o mundo celestial para o qual fomos criados. Para a criança, assim como para a mãe, há uma libertação. O bebê também vivencia o parto como se fosse um terremoto. E, no entanto, tal passagem é necessária para a vida. É esse encontro único que nos mantém vivos, e por ele esperamos todos esses longos meses. Por meio dele, podemos compreender a expectativa do encontro com o Senhor, quando, então, seremos capazes de nos ver "face a face".

Jesus, Tu que conheceste o sofrimento e por ele passou para trazer todos os homens até Ti, venho agora colocar em Tuas mãos o momento do meu parto. Ajuda-me a saber a melhor forma de apoiar meu filho durante seu nascimento em nosso mundo; ajuda-me a me abrir para permitir-lhe a passagem. Acompanha-me durante todo este trabalho de parto, que ele também me dê vida. Que eu consiga seguir em frente com confiança e fé, mesmo quando a tempestade estiver forte, sabendo que Tu estás comigo e que nunca me abandonarás. Que o encontro com meu bebê seja um verdadeiro encontro de amor e que Tu também estejas presente nesse encontro. Amém.

— 8º MÊS —

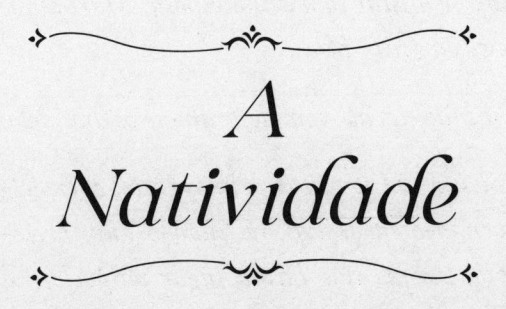

A Natividade

LUCAS 2,1-20

1. *Naqueles tempos, apareceu um decreto de César Augusto, ordenando o recenseamento de toda a terra.*

2. *Esse recenseamento foi feito antes do governo de Quirino, na Síria.*

3. *Todos iam alistar-se, cada um na sua cidade.*

4. *Também José subiu da Galileia, da cidade de Nazaré, à Judeia, à Cidade de Davi, cha-*

mada Belém, porque era da casa e família de Davi,

5. para se alistar com a sua esposa, Maria, que estava grávida.

6. Estando eles ali, completaram-se os dias dela.

7. E deu à luz seu filho primogênito, e, envolvendo-o em faixas, reclinou-o num presépio; porque não havia lugar para eles na hospedaria.

8. Havia nos arredores uns pastores, que vigiavam e guardavam seu rebanho nos campos durante as vigílias da noite.

9. Um anjo do Senhor apareceu-lhes e a glória do Senhor refulgiu ao redor deles, e tiveram grande temor.

10. O anjo disse-lhes: "Não temais, eis que vos anuncio uma Boa-Nova que será alegria para todo o povo:

11. "hoje vos nasceu na Cidade de Davi um Salvador, que é o Cristo Senhor.

12. "Isto vos servirá de sinal: achareis um recém-nascido envolto em faixas e posto numa manjedoura."

13. *E subitamente ao anjo se juntou uma multidão do exército celeste, que louvava a Deus e dizia:*

14. *"Glória a Deus no mais alto dos céus e na terra paz aos homens, objetos da benevolência (divina)."*

15. *Depois que os anjos os deixaram e voltaram para o céu, falaram os pastores uns com os outros: "Vamos até Belém e vejamos o que se realizou e o que o Senhor nos manifestou."*

16. *Foram com grande pressa e acharam Maria e José, e o menino deitado na manjedoura.*

17. *Vendo-o, contaram o que se lhes havia dito a respeito deste menino.*

18. *Todos os que os ouviam admiravam-se das coisas que lhes contavam os pastores.*

19. *Maria conservava todas essas palavras, meditando-as no seu coração.*

20. *Voltaram os pastores, glorificando e louvando a Deus por tudo o que tinham ouvido e visto, e que estava de acordo com o que lhes fora dito.*

21. *Completados que foram os oito dias para ser circuncidado o menino, foi-Lhe posto o nome de Jesus, como Lhe tinha chamado o anjo, antes de ser concebido no seio materno.*

A hora do nascimento ainda não chegou, mas já é possível começar a meditar sobre a natividade de Jesus.

Quando mergulhamos nos versículos 4 a 7, sentimos uma imensa paz. Mas essa paz nada tem a ver com as dificuldades que tornaram a história bastante complicada. Já não havia lugar nos alojamentos disponibilizados para os viajantes e, por isso, Maria foi obrigada a, num estábulo, dar à luz seu filho. Será que nos sentiríamos tranquilas se precisássemos parir nessas condições?

Temos que observar bem a abnegação de Maria. Devemos observar o bebê, o Salvador do mundo, na manjedoura. É Jesus, que se tornará o "pão da vida", o pão que comemos todos os domingos. O plano de Deus realizou-se perfeitamente. Nada foi deixado ao acaso, as profecias se cumpriram e os acontecimentos ganharam sentido.

Assim, é preciso descobrir de onde vem a calma que emana dessa história. E só dessa maneira será possível questionar: onde está aquilo que nos é essencial? Nos dias atuais, é absolutamente necessário ter tudo preparado. É preciso seguir todas as orientações para o parto, encontrar a maternidade mais indicada, colocar o papel de parede do quarto, separar tudo de acordo com a lista entregue pelo hospital: macacões, pijamas, chinelos etc. Enfim, temos que estar prontas.

Tudo isso é importante. Acolher um recém-nascido também implica em toda essa preparação material e em todo o carinho com que isso será feito. Nós sempre desejamos o melhor para nosso bebê. Mas devemos estar atentas ao que é ainda mais importante. É do berçário, um lugar simples que parece não ter nada especial, que emana uma paz divina. Quaisquer que sejam as condições de vida e de parto, sejamos receptivas a essa paz, que depende menos da aparência exterior do que de nossa interioridade. Não depende do fazer, mas do ser. Assim, enquanto cuidamos daquilo que precisa ser feito, não nos esqueçamos de "ser" primeiro, buscando a paz, a simplicidade. Pois é nela que encontraremos a verdadeira alegria.

Busquemos no silêncio aquilo que favorece a interioridade e organizemos nosso cotidiano de acordo com isso. A oração já não é, portanto, uma opção: torna-se essencial que nos preparemos para acolher a criança que está para vir.

Agora, vamos observar a figura dos pastores.

Os primeiros a serem avisados... são os pobres, que estão paralisados pelo medo. Estão apavorados. Nós também não estamos? Ficamos aflitas com tantas dúvidas e preocupações. Passamos a nos perguntar se estamos prontas para receber um bebê. Saberemos como cuidar dele? Será que não esquecemos nada?

"Não tenham medo", disseram-lhes os anjos. Como eu gosto de repetir essas palavras para mim mesma. Os anjos louvam a Deus e nos lembram de que Ele "dá paz àqueles que ama". Deixemos que Ele nos ame, deixemos que nos guarde e ame, além de cuidar do nosso bebê. E que o céu, conosco, esteja cheio de alegria!

Como Maria, guardemos esses acontecimentos no coração para que jamais nos esqueçamos. É bom relembrarmos todos os momentos do nascimento do nosso filho, para o qual nos entregamos completamente, aceitando que não teríamos mais nenhum controle da situação.

Por isso precisamos nos submeter, precisamos aceitar a "manjedoura", lugar das nossas pobrezas e impotências. É realmente difícil aceitar que não temos o controle de tudo, que as coisas não saem como planejamos. Então, fingimos que está tudo bem e não ousamos nos mostrar como realmente somos, com todas as nossas fraquezas. No entanto, o nascimento de uma criança nos desnuda, de forma literal e figurativa. Afinal, não damos à luz vestidas, não é verdade? Da mesma forma, devemos nos despir de todas essas camadas que colocamos umas sobre as outras para nos proteger, como se fosse uma armadura. Jesus, através da manjedoura, nos mostra o seu amor pelos pequeninos, por aqueles que sabem se reconhecer pobres e fracos. Porque é exatamente neste lugar, que está escondido em nós, que Ele deseja vir e revelar-se. "Não vim pelos saudáveis, mas pelos doentes", disse Ele. E São Paulo, por sua vez, ousou dizer: "Quando estou fraco, é quando estou forte."

A partir do momento que aceitamos, como José, Maria e Jesus, nos despir de ilusões e descobrir o lugar da nossa pobreza, recebemos uma enorme graça! Jesus faz morada em nós e podemos nos apresentar como somos. Então, como os pastores que também vivem na maior simplicidade, conseguiremos ouvir o canto dos anjos que louvam a glória do Senhor. Alegremo-nos com eles, assim que a criança nascer! Porque uma nova vida começa na Terra.

❧ PARA IR ALÉM ❧

Para aperfeiçoar nossa meditação, podemos ler e rezar com o texto de Marta e Maria: "Marta, Marta, andas muito inquieta e te preocupas com muitas coisas; no entanto, uma só coisa é necessária; Maria escolheu a melhor parte, que lhe não será tirada" (Lc 10,41-42). Nestes preparativos finais, muitas vezes ficamos agitadas. Não esqueçamos o que vem primeiro, e o que nos permitirá vivenciar o encontro com o nosso filho de uma forma mais profunda e verdadeira. Reservemos um tempo para ouvir as palavras de Jesus e nos nutrirmos delas. Podemos anotar na agenda para não nos esquecermos desse compromisso importante.

Doce Jesus, criança pequenina deitada na manjedoura, Tu que me alimentas dia após dia, ajuda-me a me despojar dos meus artifícios. Que eu saiba sempre que o melhor é permanecer em Ti. Acalma minha agitação interior e os medos que me habitam. Que a paz que Tu queres me dar chegue ao meu coração, lugar onde há enormes tumultos! E com os anjos posso louvar e cantar o Teu nome, Deus dos humildes e dos pequeninos. Amém.

— 9º MÊS —

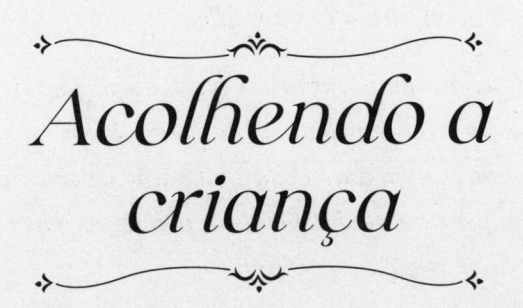

Acolhendo a criança

SALMO 130

1. *Senhor, meu coração não se enche de orgulho, meu olhar não se levanta arrogante. Não procuro grandezas, nem coisas superiores a mim.*

2. *Ao contrário, mantenho em calma e sossego a minha alma, tal como uma criança no seio materno, assim está minha alma em mim mesmo.*

3. *Israel, põe tua esperança no Senhor, agora e para sempre.*

ISAÍAS 66, 7-14

7. *Antes da hora, ela deu à luz, antes de sentir as dores, deu à luz um filho.*

8. *Quem jamais ouviu tal coisa, quem jamais viu coisa semelhante? É possível um país nascer num dia? Pode uma nação ser criada repentinamente? Desde as primeiras dores, Sião deu à luz seus filhos.*

9. *"Para que não desse à luz abriria Eu o seio materno?", diz o Senhor. "Eu que dou a fecundidade, o fecharia?", diz teu Deus.*

10. *Regozijai-vos com Jerusalém e encontrai aí a Vossa alegria, Vós todos que a amais; com ela ficai cheios de alegria, Vós todos que estais de luto,*

11. *a fim de Vos amamentar à saciedade em seu seio que consola, a fim de que sugueis com delícias seus peitos generosos.*

12. *Pois eis o que diz o Senhor: "Vou fazer a paz correr para ela como um rio, e como uma torrente transbordante a opulência das nações. Seus filhinhos serão carregados ao colo, e acariciados no regaço.*

13. *"Como uma criança que a mãe consola, sereis consolados em Jerusalém.*

14. *"Com essa visão vossos corações pulsarão de alegria, e vossos membros se fortalecerão como plantas. O Senhor manifestará a Seus servos Seu poder, e aos Seus inimigos Sua cólera."*

"Minha alma está em mim como uma criança, como uma criancinha no colo de sua mãe."

Com a mãe, a criança fica calma e tranquila. Todos somos chamados a adotar essa atitude de confiança e abandono para com o nosso Pai. O bebê que uma mãe carrega no colo já tem sua individualidade, mas ainda não pode se desligar completamente dela. Ele nem tem consciência de que é um ser diferente da mãe. Nessa relação maternal, ele ainda é muito dependente, pois não consegue fazer nada sozinho, embora já tenha inúmeras habilidades. Ele já sabe chamar quando precisa, usando gritinhos, e pelos gestos já pode expressar se está se sentindo confortável ou não. No colo, o bebê pode dormir tranquilo e chorar nos mesmos braços que o confortam. Ele já sabe que tem ali um ouvido atento para lhe dar atenção, e que a mãe está sempre disposta para suprir todas as suas necessidades, sejam fisiológicas ou emocionais.

Essa atitude calma e confiante do recém-nascido muitas vezes contrasta com a agitação que ocorre logo após o seu nascimento. A equipe médica se movimenta para fazer os procedimentos. Depois, já em casa, recebemos a visita de familiares e amigos que querem conhecer a criança e oferecer a ela presentes de boas-vindas. Mas é muito importante saber preservar o momento único do nascimento. A criança recém-nascida merece uma recepção serena, calma e reconfortante. É o momento de vocês se conhecerem! Por isso, é preciso insistir, sobretudo com a equipe médica, para que esses primeiros momentos de intimidade não nos sejam roubados, caso o cuidado da mãe ou do bebê não seja urgente. Se isso não for possível (no caso de uma cesárea ou de um parto prematuro, por exemplo), tenhamos então o cuidado de recriar esses primeiros momentos assim que possível. Podemos refazer o contato "pele a pele", por exemplo, exatamente como acontece logo após um parto em que tudo corre bem, preparando um ambiente tranquilo e íntimo entre a mãe e o bebê, podendo também o pai se juntar para acolhê-lo de forma "calma e tranquila". É uma ótima oportunidade para contemplar a criança recém-nascida, sem a agitação do procedimento do parto, aproveitando para lhe dar as boas-vindas.

Permaneçamos, portanto, nesta paz e deixemos que ela nos ilumine sobre o abandono da própria vida nas mãos do Senhor.

Quanto ao texto de Isaías, a imagem de uma mãe que cuida de seu filho é novamente utilizada para mostrar como o próprio Senhor cuidará de seu povo. Vamos observar essa mãe que acaba de dar à luz e amamenta o seu filho no colo, dando-lhe carinho e consolação. É dessa maneira que o Senhor quer nos tratar!

Deus, o Pai misericordioso, como muitas vezes O chamamos, também tem uma característica maternal. A palavra "misericórdia" vem da palavra "útero" em hebraico. A ligação entre as duas palavras é muito forte, e a comparação, muito antiga. Deus está voltado para Seus filhos, Ele os consola, carrega-os dentro de Si. Vamos cuidar do nosso bebê como o próprio Senhor cuida do seu povo. Vamos observar a alegria, a satisfação de um bebê que está mamando, a tranquilidade que ele sente ao ser embalado e acariciado. Vamos silenciar a vozinha dentro de nós (ou gritaria!) que nos diz: "Você vai criar uma criança mimada." Mas não somos as "crianças mimadas" do Pai? Porque Ele não hesita em nos consolar e nos carregar no colo enquanto nos alimentamos do leite da Sua Palavra... Então, vamos aproveitar melhor o tempo que estivermos com o nosso bebê, aprendendo, também, a nos conhecer melhor. Ainda que, na prática, nem tudo seja simples no começo, temos que perseverar.

Pode levar algum tempo para nos conhecermos e desenvolvermos uma relação mútua. Precisamos aceitar que esse tempo varia de acordo com os pais e os bebês.

Vamos aceitar "perder" um pouco de tempo. Melhor ainda: vamos nos permitir esquecer o tempo por alguns momentos. Lembremo-nos da meditação do mês anterior, que Jesus nos encontra onde as nossas fraquezas estão.

Temos uma ideia do que deve ser uma mãe perfeita, que sempre sabe o que é melhor para o filho. Esse "melhor" às vezes nos escapa. E que bom!

Precisamos de alguém (o pai!) para nos ajudar e apoiar. São muitos os conselhos, nem sempre sábios, que pessoas bem-intencionadas nos dão o tempo todo. Entretanto, devemos confiar em nós! Se confiamos no Senhor, e se o Senhor nos confiou esta criança, significa que somos capazes, não é? "Com essa visão vossos corações pulsarão de alegria, e vossos membros se fortalecerão como plantas. O Senhor manifestará a Seus servos Seu poder" (Is 66,14).

O cansaço do parto e dos nove meses de gravidez pode ser grande, mas com o bebê em nossos braços não nos sentimos renascer, cheias de amor e alegria? Podemos nos agarrar a esta bela promessa, caso nos sintamos tristes depois do nascimento, durante o puerpério. Nosso corpo e nosso coração são feitos para a vida, para "retomar a vida". Que imagem reveladora e maravilhosa da obra que Deus deseja realizar em nós!

"Se eu levar uma mulher até o termo de sua gravidez", pergunta o Senhor, "vou impedir que a criança nasça? Se sou Eu quem prepara o nascimento", declara o seu Deus, "não é para torná--lo impossível!" (Is 66,9). Que esse versículo nos acompanhe no final desses nove meses e nos ajude a estar cheias de confiança diante do acontecimento que se prepara.

⊱ PARA IR ALÉM ⊰

O *Cântico dos Cânticos* é citado com frequência para demonstrar o amor entre marido e mulher e, por analogia, de Deus por Sua Igreja. Podemos lê-lo para o nosso marido, a fim de permanecermos fortemente unidos para que possamos viver juntos este grande acontecimento que transformará nossa vida. Nossa família vai crescer e cada um terá que encontrar seu lugar. Que nosso amor, que é o primeiro, seja sempre mais forte e que, apesar das inevitáveis tarefas relacionadas aos cuidados de um bebê em casa, também possamos cuidar um do outro e nos alegrar com a presença do nosso filho.

"Lá vem meu amado! Ele sobe as montanhas, atravessa as colinas." Podemos assim esperar pelo nosso bebê que "salta em nosso ventre" como o nosso bem amado que vem a nosso encontro. Que isso nos ajude no dia do nascimento: ele está chegando!

Ó Senhor, Pai tão misericordioso com seus filhos, agradeço-Te por nos dar a alegria de receber um bebê em nossa casa. Que estejamos atentos ao seu acolhimento em nosso mundo e que a sua chegada seja repleta de respeito e amor. Faze-nos pais amorosos à Tua imagem, sabendo abandonar-nos também nos Teus ternos braços de Pai. Amém.

Como pai desta criança que vai nascer, que eu possa, durante o parto, apoiar e ajudar a mulher que Tu me deste como esposa, Senhor. Que eu saiba acompanhá-la com todo amor que tenho por ela, permanecendo sempre firme a seu lado. Dai-me graças, Senhor, para que eu saiba acolher esta criança com todo o meu amor, preenchendo o meu coração de pai que está sempre voltado para Ti. Dá-me alegria de poder vê-lo pela primeira vez e tomá-lo em meu colo com toda a ternura. Amém.

A apresentação de Jesus no templo

LUCAS 2,21-40

21. Completados que foram os oito dias para ser circuncidado o menino, foi-Lhe posto o nome de Jesus, como Lhe tinha chamado o anjo, antes de ser concebido no seio materno.

22. Concluídos os dias da sua purificação segundo a Lei de Moisés, levaram-nO a Jerusalém para o apresentar ao Senhor,

23. conforme o que está escrito na Lei do Senhor: "Todo primogênito do sexo masculino será consagrado ao Senhor" (Ex 13,2);

24. "e, para oferecerem o sacrifício prescrito pela Lei do Senhor, um par de rolinhas ou dois pombos."

25. Ora, havia em Jerusalém um homem chamado Simeão. Esse homem, justo e piedoso, esperava a consolação de Israel, e o Espírito Santo estava nele.

26. Fora-lhe revelado pelo Espírito Santo que não morreria sem primeiro ver o Cristo do Senhor.

27. Impelido pelo Espírito Santo, foi ao templo. E tendo os pais apresentado o menino Jesus, para cumprirem a respeito dele os preceitos da Lei,

28. tomou-o em seus braços e louvou a Deus nestes termos:

29. "Agora, Senhor, deixai o Vosso servo ir em paz, segundo a Vossa Palavra.

30. "Porque os meus olhos viram a Vossa salvação

31. "que preparastes diante de todos os povos,

32. "como luz para iluminar as nações, e para a glória de Vosso povo de Israel."

33. *Seu pai e sua mãe estavam admirados das coisas que dele se diziam.*

34. *Simeão abençoou-os e disse a Maria, sua mãe: "Eis que este menino está destinado a ser uma causa de queda e de soerguimento para muitos homens em Israel, e a ser um sinal que provocará contradições,*

35. *"a fim de serem revelados os pensamentos de muitos corações. E uma espada transpassará a tua alma."*

36. *Havia também uma profetisa chamada Ana, filha de Fanuel, da tribo de Aser; era de idade avançada.*

37. *Depois de ter vivido sete anos com seu marido desde a sua virgindade, ficara viúva e agora, com oitenta e quatro anos, não se apartava do templo, servindo a Deus noite e dia em jejuns e orações.*

38. *Chegando ela à mesma hora, louvava a Deus e falava de Jesus a todos aqueles que em Jerusalém esperavam a libertação.*

39. *Após terem observado tudo segundo a Lei do Senhor, voltaram para a Galileia, à sua cidade de Nazaré.*

40. *O menino ia crescendo e se fortificava: estava cheio de sabedoria, e a graça de Deus repousava nele.*

Na tradição hebraica, o oitavo dia era quando a criança era circuncidada e recebia o nome, dado pelo pai. Mais tarde, no quadragésimo dia após o nascimento, chegava a hora da purificação ritual da mãe. A criança também era apresentada a Deus para que fosse abençoada.

Essa prática, obrigatória para os judeus na época, não se aplica mais a nós, cristãos de hoje. Muitas vezes preferimos já preparar o batismo da criança logo após o nascimento ou, então, um pouco mais tarde, quando a criança estiver crescida.

A apresentação ainda existe na Igreja Católica, embora seja pouco utilizada. Pratica-se com mais frequência na igreja protestante quando a escolha do batismo é deixada para a criança maior ou adulta "em consciência".

Mas o que esta apresentação de Jesus pode representar hoje? Há algo de muito bonito neste costume judaico: desde o nascimento, a criança é apresentada a Deus, para a Ele ser confiada, na presença dos pais e perante a assembleia. Simeão e Ana, inspirados pelo Espírito Santo, vieram profetizar e abençoar a criança, sua mãe e seu pai.

Um pouco antes, nas nossas meditações, quando falamos dos Cânticos de Maria e Zacarias, mencionamos a possibilidade de escrever para a criança, logo após o seu nascimento, uma oração ao Senhor, um cântico de louvor. É muito bom louvar e agradecer ao Senhor pela graça de ter um bebê entre nós. Essa oração é um ótimo presente de boas-vindas! O texto, escrito em forma de oração, pode ser apresentado a Deus junto com a criança, "no oitavo dia", reunindo, de forma muito simples, os parentes da criança (pais e, eventualmente, padrinho e madrinha) que terão a tarefa de educá-la, ajudando-a a crescer na fé. Seria bom envolver os irmãos e irmãs, que também estão sendo chamados a receber um novo membro na família, e muitas vezes têm sentimentos ambivalentes em relação ao bebê.

Essa oração, que não é obrigatória, surge como uma proposta espiritual e nos coloca diante da infinita bondade de Deus, que nos confia esta criança, na nossa pequenez diante do que ainda resta realizar. Não se trata de fazer deste momento uma grande festa familiar — com oito dias, o descanso deve ser prioridade para os jovens pais ainda muito cansados —, mas de reservar um momento de simples oração para confiar nossa criança ao Senhor. Bendigamos juntos pelo dom dessa nova vida que nos foi entregue.

Se ainda não foi feito, não hesitemos em também rezar para encontrar padrinhos e madrinhas que saibam ajudar a criança a crescer no conhecimento de Deus. Então, vamos ouvir as palavras que eles podem dedicar ao bebê, como Ana e Simão, que receberam de Deus revelação e palavras para Jesus e Seus pais. Essas palavras podem sempre acompanhar a criança, mas também a seus pais. Está escrito que "Simeão os abençoou". Ele abençoou Maria e José, e não apenas Jesus, que estava em seus braços. Como pais, também precisamos receber palavras de encorajamento e de bênção, para nos lembrar de que não estamos sozinhos na criação do bebê. É dito que Simeão era guiado pelo Espírito. Foi o Espírito Santo que o fez ir ao templo e dirigir seu olhar para o recém-nascido. Foi o Espírito Santo que o inspirou a dizer as palavras de bênçãos e as profecias. Simeão confiou na promessa de Deus, de que não haveria de morrer antes de ver o Salvador. E "o pai e a mãe da criança ficaram surpresos com o que foi dito sobre ela". Na hora, não compreenderam bem o que Simeão lhes disse. Porém, mais tarde, sem dúvida compreenderam, após refletirem sobre o que lhes havia sido anunciado. Vamos receber, portanto, com simplicidade e confiança, as palavras que nos serão dadas. Assim como Maria, devemos guardá-las no coração, como um tesouro.

A tradição judaica ensina que a oração de bênção deve acompanhar cada uma das diferentes ações do dia (ao acordar, ao deitar, durante as refeições, no trabalho, ao lavar as mãos ou em qualquer outro evento). Certa vez, um rabino disse que todo homem deve recitar cem bênçãos por dia!

Então, invoquemos a bênção de Deus sobre nossa criança. Devemos nos lembrar de que não estamos sozinhos e sempre nos permitir ser acompanhados pela Palavra de Deus. É com esse acolhimento que lhe reservamos e, por meio da oração de louvor e de bênção, que iremos lhe garantir um lugar privilegiado em nosso coração, e também no coração de Deus.

⤜ PARA IR ALÉM ⤛

Podemos nos deixar impregnar pelo Cântico de Zacarias (Lc 1,67-80), que profetiza, pleno do Espírito Santo, logo após o nascimento do seu filho João. Esse cântico, cantado todos os dias no culto matinal, também pode nos inspirar a louvar a Deus por nosso bebê recém-nascido, ajudando-nos a encontrar as palavras para lhe agradecer por este dom que ele nos dá.

Todo o meu ser louva ao Senhor! Que o Teu santo nome seja louvado, Senhor, porque nos concedeste o dom precioso de uma nova vida. Que Tua bênção repouse sobre esta criança. Encha a mente dela com sabedoria, amor e misericórdia, para que ela possa servi-lO durante todos os seus dias e também conheça o Teu grande amor por ela. Seja louvado pela confiança e abandono deste pequeno ser em nossos braços, que Teus Santos Anjos Te louvem, juntamente com todos os homens! Senhor, você faz grandes maravilhas! Amém.

— PROCLAMAR A FÉ —

O papel da mulher e da mãe

JOÃO 20,11-18

11. Entretanto, Maria se conservava do lado de fora perto do sepulcro e chorava. Chorando, inclinou-se para olhar dentro do sepulcro.

12. Viu dois anjos vestidos de branco, sentados onde estivera o corpo de Jesus, um à cabeceira e outro aos pés.

13. Eles lhe perguntaram: "Mulher, por que choras?" Ela respondeu: "Porque levaram o meu Senhor, e não sei onde O puseram."

14. *Ditas essas palavras, voltou-se para trás e viu Jesus em pé, mas não O reconheceu.*

15. *Perguntou-lhe Jesus: "Mulher, por que choras? Quem procuras?" Supondo ela que fosse o jardineiro, respondeu: "Senhor, se tu o tiraste, dize-me onde o puseste e eu o irei buscar."*

16. *Disse-lhe Jesus: "Maria!" Voltando-se ela, exclamou em hebraico: "Rabôni!" (que quer dizer Mestre).*

17. *Disse-lhe Jesus: "Não Me retenhas, porque ainda não subi a Meu Pai, mas vai a Meus irmãos e dize-lhes: Subo para Meu Pai e vosso Pai, Meu Deus e vosso Deus."*

18. *Maria Madalena correu para anunciar aos discípulos que ela tinha visto o Senhor e contou o que Ele lhe tinha falado.*

Nessa passagem do Evangelho de São João, Maria Madalena é a primeira a testemunhar a Ressurreição de Jesus. Ela chega ao túmulo bem cedo pela manhã e chora (11). Vamos parar um momento para refletir sobre essas lágrimas. Que angústia no coração dessa mulher! Ela deixa as lágrimas correrem, não esconde seu sofrimento. Mas Jesus agora aparece para ela, que só O reconhecerá quando seu nome, "Maria", for pronunciado. Então ela se vira, percebe uma verdadeira mudança em seu coração e vê o seu Salvador, Jesus lhe pede para anunciar a Sua Ressurreição aos discípulos que ainda não sabem o que aconteceu: "Vai aos meus irmãos e dize-lhes: Subo para meu Pai e vosso Pai, meu Deus e vosso Deus." E Maria vai levar a Boa-Nova.

Essa mulher foi encarregada de levar esperança para onde não havia mais. Foi a responsável por levar um raio de luz à escuridão em que os discípulos estavam mergulhados havia três dias.

Como mulheres, somos chamadas a testemunhar a Ressurreição de Jesus e também a anunciá-la. Os primeiros envolvidos são nossa família e, em especial, nossos filhos. Quantas crianças se lembram de como a mãe lhes falava de Jesus com ternura e simplicidade? Momentos que, na maior parte das vezes, são decisivos para a fé de muitos. O padre Marcel Jousse lembrou que sua mãe, analfabeta, cantava de cor alguns trechos da Bíblia enquanto o embalava para dormir. Ele foi moldado e embalado pela Palavra de Deus. Vamos cantar, rezar e recitar a Palavra aos nossos filhos, mesmo quando ainda são recém-nascidos; não hesitemos em anunciar-lhes a Boa-Nova em meio à simplicidade de uma mãe que fala e canta ao seu filho.

Algumas mães também gostam de se juntar a grupos para praticar a chamada "oração de mães". Reúnem-se uma vez por semana para manter seus filhos em oração, além de se apoiarem mutuamente. A fundadora desse movimento, que hoje é internacional, deu início ao costume após ter ouvido a frase "Rezem pelos seus filhos". Muitos milagres podem ser alcançados através da simples oração que emana do coração de uma mãe! Deus nos ouve, porque tem o coração misericordioso. Ousemos rezar juntos, seja qual for a nossa fé (católica, protestante, ortodoxa) pelos nossos filhos. Essa iniciativa é fonte de benefícios e nos ajuda a lembrar que Deus tem tudo em suas mãos, e que nossos filhos são, acima de tudo, seus filhos.

A mãe também tem um papel importante a desempenhar nas "palavras de bênção" proferidas sobre os seus filhos. Por vezes, os pais podem ter em mente um versículo específico que desejam associar ao nascimento, e alguns até desejam escrevê-lo no convite, como um presente para a criança. Então, ao longo de seu crescimento, poderemos abençoá-los e dizer-lhes constantemente que são amados por Deus. A palavra "bênção" vem do latim *benedicere* que significa "dizer coisas boas". Somos, portanto, chamados a falar bem da nossa criança. Precisamos ter cuidado com o que sai da nossa boca, pois às vezes uma palavra pode ferir mais que uma faca. Como o salmista, rezemos: "Põe, Senhor, uma guarda em minha boca, uma sentinela à porta de meus lábios" (Sl 141,3). Saibamos pedir perdão e abençoar uns aos outros.

Claro que esse papel não é exclusivo da mãe, pois a palavra é transmitida por pai e mãe, e é necessário que o pai participe. De modo geral, é ele quem transmite a palavra do mundo externo, como a relação com a lei, com os regulamentos; ao passo que a mulher transmite a palavra do mundo interno, como a espiritualidade, a introspecção. É ela quem, à noite, restaurará a esperança. Se ela desistir, é provável que tudo desmorone. Lembremo-nos de Maria, mãe de Jesus, que trazia dentro de si o Verbo, a Palavra. A mulher é portadora e guardiã do Verbo à imagem de Maria. Por sua própria natureza de acolhimento e de doação, é capaz de "dar Deus" às crianças.

É possível que, às vezes, algumas pessoas tenham dificuldade em ser mãe ou em ser mulher. Nem tudo é inato e depende fortemente da experiência de cada pessoa. Além disso, a experiência do próprio nascimento, da infância e até do parto — como foi vivido pela mãe — é muito significante, por isso é importante relembrar esses momentos para tomarmos consciência das eventuais feridas. Maria chora. E Jesus não é insensível à nossa dor. Pelo contrário, as assume. Podemos fazer esta releitura sozinhos, durante um retiro ou com acompanhamento espiritual. Este último nos permite ver como o Espírito Santo atua na nossa vida, nos ajudando a nos aproximar de Jesus. Assim, podemos seguir, passo a passo, no caminho da sua Palavra.

Rezemos ao Senhor para que possamos viver nossa feminilidade como um dom de Deus, e receber d'Ele esta maternidade, anunciadora de vida e de esperança.

✦ PARA IR ALÉM ✦

Podemos completar a nossa meditação com o texto em que Ana entrega àquele que lhe é mais querido, seu filho Samuel, confiando-o inteiramente ao Senhor (1Sm 1,21-28), e continuar observando o que Samuel se tornou: "Samuel crescia e o Senhor estava com ele e não negligenciava nenhuma de suas palavras" (1Sm 3,19). A respeito de Ana, sua mãe: "O Senhor visitou Ana e ela concebeu, dando à luz três filhos e duas filhas. E o menino Samuel crescia na companhia do Senhor" (1Sm 2,21).

Vemos, portanto, de que maneira a graça abundou para Ana, muito além das suas esperanças.

Senhor Jesus, Tu que Te manifestaste a Maria Madalena diante do túmulo, que a chamaste pelo primeiro nome e confiaste-lhe a missão de anunciar aos discípulos a Boa-Nova da Ressurreição, permita-nos anunciar a Tua Palavra a nossos filhos com amor e ternura. Inspira-nos com orações, palavras de bênção e canções de ninar que falem sobre Ti. Faça o Teu trabalho neles e dá-nos perseverança na oração. Cura em nós o que está ferido, machucado, e que possamos, como Maria, Tua mãe, sentir a alegria da Ressurreição. Que tomemos consciência da beleza da nossa vocação de mulher, esposa e mãe. Amém.

A palavra final

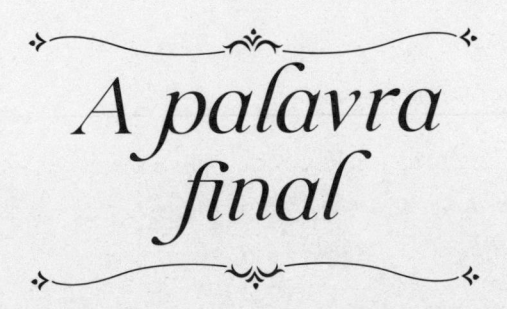

Eis aqui, como conclusão, o guia de resgate *pós-parto* em dez pontos, para sobreviver aos primeiros meses após o nascimento, quando o desânimo surge, acompanhado de extremo cansaço...

1 - *Agir com gentileza para consigo mesma.*

2 - *Ter misericórdia de si mesma e saber se perdoar.*

3 - *Lembrar-se disto: antes de tudo, os filhos são do Senhor. E Ele cuida deles.*

4 – *Esforçar-se para ser alegre: "A alegria é o remédio para o cansaço que causa o desânimo" (São Serafim de Sarov).*

5 – *Pedir graça a todo o momento, para aceitar a realidade atual.*

6 – *Dizer ao cônjuge, pelo menos uma vez ao dia, "eu te amo" e fazer um gesto nesse sentido.*

7 – *Diariamente, dedicar um momento exclusivo ao bebê, para que se conheçam melhor: pele a pele, massagem, colo, canção de ninar...*

8 – *Fazer apenas uma tarefa de cada vez, sem pensar em todas as outras que precisam ser feitas.*

9 – *Aceitar ajuda de todas as pessoas que oferecem de boa vontade.*

10 – *Meditar no texto de 1Rs 19,3-9, quando o profeta Elias é alimentado por um anjo debaixo de um junípero, desejando morrer: "Levanta-te e come, porque tens um longo caminho a percorrer."*

DIREÇÃO EDITORIAL
Daniele Cajueiro

EDITOR RESPONSÁVEL
Hugo Langone

PRODUÇÃO EDITORIAL
Adriana Torres
Laiane Flores
Juliana Borel
Allex Machado

REVISÃO DE TRADUÇÃO
Luisa Tieppo

Revisão
Anna Beatriz Seilhe
Fernanda Lutfi

PROJETO GRÁFICO DE MIOLO E DIAGRAMAÇÃO
Larissa Fernandez
Leticia Fernandez

ESTE LIVRO FOI IMPRESSO EM 2024, PELA GRÁFICA IMPERIAL, PARA A PETRA. O PAPEL DO MIOLO É PÓLEN 80G/M² E O DA CAPA É CARTÃO 250G/M².